中国家庭医生 医学科普系列丛书

糖尿病看名医

广东省医学会、《中国家庭医生》杂志社
组织编写

主　编：翁建平
副主编：朱延华　柯绵丽

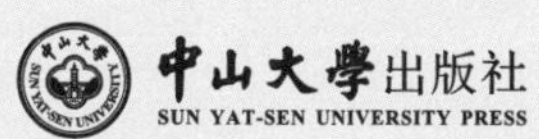

·广州·

图书在版编目（CIP）数据

糖尿病看名医 / 翁建平主编；朱延华，柯绵丽副主编．—广州：中山大学出版社，2016.7
（《中国家庭医生》医学科普系列丛书）
ISBN 978-7-306-05723-5

Ⅰ．①糖… Ⅱ．①翁…②朱… ③柯… Ⅲ．①糖尿病—防治 Ⅳ．① R587.1

中国版本图书馆 CIP 数据核字 (2016) 第 135061 号

TANGNIAOBING KAN MINGYI

出 版 人：徐　劲
责任编辑：曹丽云
封面摄影：肖艳辉
封面设计：陈　媛
装帧设计：陈剑锋
责任校对：王　琦
出版发行：中山大学出版社
电　　话：编辑部 020－84110283，84111996，84111997，84113349
　　　　　发行部 020－84111998，84111981，84111160
地　　址：广州市新港西路 135 号
邮　　编：510275　　传真：020－84036565
网　　址：http://www.zsup.com.cn　　E-mail: zdcbs@mail.sysu.edu.cn
印 刷 者：佛山市浩文彩色印刷有限公司
规　　格：170mm × 210mm　1/24　7.5 印张　150 千字
版次印次：2016 年 7 月第 1 版　2016 年 7 月第 1 次印刷
印　　数：1~5000 册　　　定　　价：28.00 元

《中国家庭医生》医学科普系列丛书编委会

序

姚志彬 | 广东省政协副主席
广东省医学会会长

健康是人生的最根本大事。

没有健康就没有小康，健康中国，已经成为国家战略。

2015 年李克强总理的政府工作报告和党的十八届五中全会都对健康中国建设进行了部署和强调。

随着近年工业化、城镇化和人口老龄化进程加快，健康成为人们最关注的问题之一，而慢性病成为人民健康的头号“公敌”，越来越多的人受其困扰。

国家卫生和计划生育委员会披露：目前中国已确诊的慢性病患者近 3 亿人。这就意味着，在拥有超过 13 亿人口的中国，几乎家家有慢性病患者。如此庞大的群体，如此难题，是医疗机构不能承受之重。

慢性病，一般起病隐匿，积累成疾，一旦罹患，病情迁延不愈。应对慢性病，除求医问药外，更需要患者从日常膳食、运动方式入手，坚持规范治疗、自我监测、身心调理。这在客观上需要患者及其家属、需要全社会更多地了解慢性病，掌握相关知识，树立科学态度，配合医生治疗，自救与他救相结合。

然而，真实的情况并不乐观。2013 年中国居民健康素养调查结果显示，我国居民的健康素养总体水平远低于发达国家，尤其缺乏慢性病的防治知识。因此，加强慢性病防治知识的普及工作，刻不容缓。

与此同时，随着互联网、微信、微博等传播方式的增加，健康舆论市场沸沸扬扬、泥沙俱下，充斥着大量似是而非的医学信息，伪科普、伪养生大行其道。人们亟待权威的声音，拨乱反正，澄讹传之误，解健康之惑，祛疾患之忧。

因此，《中国家庭医生》医学科普系列丛书应时而出。

该丛书由广东省医学会与《中国家庭医生》杂志社组织编写。内容涵盖人们普遍关注的诸多慢性病病种，一病一册，图文并茂，通俗易懂，有的放矢，未病先防，已病防变，愈后防复发。

本系列丛书，每一册的主编皆为岭南名医，都是在其各自领域临床一线专研精深、经验丰富的知名教授。他们中，有中华医学会专科分会主任委员，有国家重点学科学术带头人，有中央保健专家。名医讲病，倾其多年经验，诊治心要尤为难得，读其书如同延请名医得其指点。名医一号难求，该丛书的编写，补此缺憾，以惠及更多病患。

广东省医学会汇集了一大批知名专家教授。《中国家庭医生》杂志社在医学科普领域成就斐然，月发行量连续30年过百万册，在全国健康类媒体中首屈一指，获得包括国家期刊奖、新中国60年有影响力的期刊奖、中国出版政府奖等众多国家级大奖。

名医名刊联手，致力于大众健康事业，幸甚！

2016年4月

前　言

翁建平

中山大学名医、一级主任医师、二级教授
中山大学附属第三医院内分泌与代谢病学科带头人
国家杰出青年基金获得者、教育部长江学者特聘教授
中国科协糖尿病首席科学传播专家

糖尿病，在我国医学典籍中有“消渴”之名，素有“甜蜜杀手”之称。

对大多数患者而言，糖尿病是一种终身性疾病，其发生与生活方式密切相关。

作为奋战在糖尿病防治一线的临床医生，我们发现糖尿病困扰了无数人。糖尿病有很多并发症，每一个并发症都不好治。正如本书所述，尽管高血糖会导致昏迷等严重并发症，但糖尿病对身体的危害主要在于升高的血糖会伤害到血管、神经，使器官组织受损。它的可怕之处在于它所引发的并发症。

遗憾的是，当被诊断患有糖尿病时，许多人因自我感觉没有不适或症状较轻而不以为意，推迟治疗。这是非常错误的。一个人，从健康到患糖尿病，从患病到不同的预后，从低危阶段到临床症状阶段，完全可以采取生活方式的干预和健康管理，来掌控糖尿病的发展进程。

虽然近年来我们对糖尿病的治疗水平已经有了相当大的提高，治疗手段也有了相当大的进步，但糖尿病始终还是一种无法治愈的“顽疾”。不仅如此，在当今社会，糖尿病对人类健康和生命的危害已经仅次于肿瘤，形成了前所未有的威胁，而且有愈演愈烈之趋势。

鉴于此，本书力求以简单、通俗易懂的表达方式，普及糖尿病防治知识，引导患者正确面对糖尿病，掌握糖尿病自我管理知识。

我真诚地希望每个糖尿病患者都能掌握好糖尿病基础知识，用知识来武装自己，通过改变生活方式、配合药物及其他手段，控制糖尿病病情，将它可能对身体造成的伤害减少到最低，与糖尿病和谐共处，健康、快乐、幸福地生活。

由于糖尿病相关研究发展迅速，加上笔者自身知识需要不断完善，本书难免有不妥之处，望广大读者谅解。此书仅作为参考，实际就诊以医生指导为妥。

感谢所有为此书付出努力的伙伴们!

愿每一位糖尿病患者都能过上健康美好的生活，做一名幸福甜蜜的“糖人”。

2016 年 7 月

目录 CONTENTS

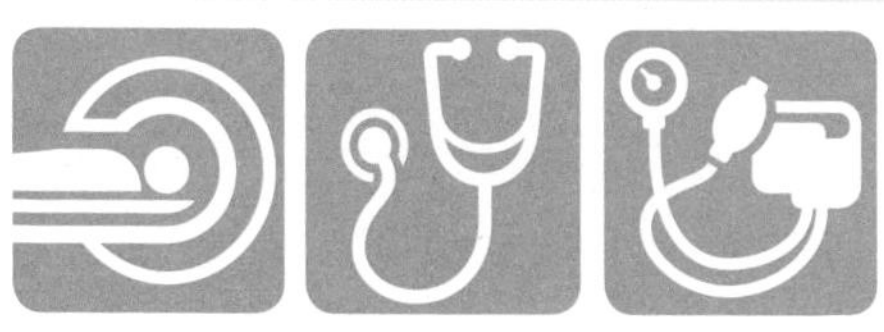

目录 CONTENTS

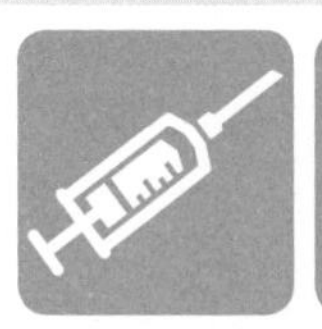
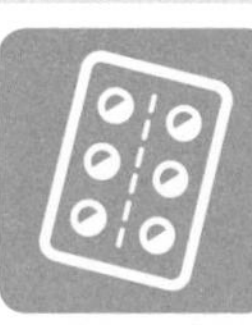

目录 CONTENTS

饮食篇 改善饮食方式

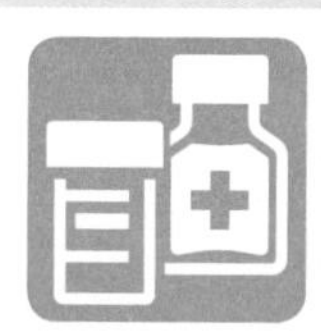

目录 CONTENTS

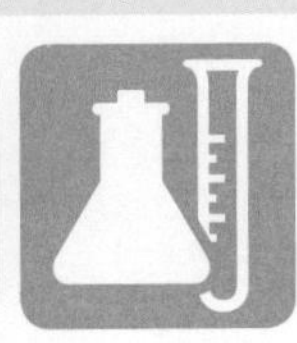

名医访谈

正视“甜蜜杀手”，做幸福“糖人”

采访：《中国家庭医生》杂志社

受访：翁建平（中山大学名医，一级主任医师，二级教授。中山大学附属第三医院内分泌与代谢病学科带头人，国家杰出青年基金获得者，教育部长江学者特聘教授，中国科协糖尿病首席科学传播专家）

他是我国糖尿病领域知名专家，活跃于“治糖”工作的一线，在科研中孜孜不倦，在临床中见解独到，同时，不遗余力地呼吁大众提高“防糖”意识。他就是我国糖尿病治疗领域的领军人物之一——中山大学附属第三医院翁建平教授。

每10个成人中有1名糖尿病患者

2016年4月，世界卫生组织发布了最新的全球糖尿病报告。报告显示，全球糖尿病成年患者近40年内增加了3倍；全球糖尿病患者人数已由1980年的1.08亿攀升到2014年的4.22亿，约占全球人口的8.5%。

在我国，相关统计显示，1980年我国的糖尿病患病率仅为1%，但目前的中国成年人糖尿病患病率已接近10%，患病人数达1.14亿。这意味着，在我国几乎每10个成人中就有1名糖尿病患者。

从1%到10%，为何我国糖尿病患者增长如此惊人？翁建平分析道，一是30多年来我国经济、工业高速发展，国人生活方式发生翻天覆地的变化，在汽车时代、互联网时代，生活中的静坐更多了，户外活动更少了；二是生活水平提高，肥胖、超重人数增加；三是人口老龄化的影响，以及饮食不均衡、环境污染、精神压力等等，皆为肇因。

可以说，我国已成为世界第一糖尿病高发国。翁建平介绍，我国还存在 1.4 亿 ~1.5 亿的糖尿病前期（糖耐量异常）潜在人群。这个人群大部分没有进行主动筛查，很可能在没有控制的情况下逐步发展成为糖尿病患者。

对“甜蜜杀手”的两种认知误区

谈起大众对糖尿病的认识，翁建平提到了两种认知误区——

第一种认知误区是不重视。尤其是初诊的患者，因未出现并发症而不认真对待病情；还有一些老年患者，认为病情进展慢，自己在有生之年不会出现并发症，因此有“随它去吧，该吃吃该喝喝”的态度。

对此，翁建平强调，现代社会要有现代的科学预防意识。虽然糖尿病看上去并不是一种会对患者的生命造成直接威胁的疾病，但事实上，这种“甜蜜”的疾病却是人类的“第二杀手”！糖尿病可能伤害全身大小血管，血管集中的地方往往会成为糖尿病并发症的“重灾区”，包括肾脏、大中血管、视网膜、神经系统等。“糖尿病的危害不仅在于疾病本身，由糖尿病引起的并发症会给患者带来更大的折磨。”

在多年的临床经验中，翁建平感觉前来就诊的糖尿病患者的依从性都比较好。“就怕他不痛不痒不去看医生，大大咧咧不吃药，等到肾功能不行了，眼睛看不见再就医就来不及了。”

第二种认知误区是以为自己得了绝症，或者高度紧张，心情随血糖波动而波动。“我们在研究中发现，很多 1 型糖尿病患者认为自己得了不治之症，治疗积极性不高，甚至因受到歧视而放弃治疗。”对此类患者，翁建平提出忠告：1 型糖尿病肯定是可以治疗的，通过采取严格的血糖监测、运动和饮食调养、胰岛素治疗等，患者完全可以像正常人一样生活。

还有一些接近退休或刚退休的中老年人，对糖尿病高度紧张，每天检测血糖 5 次以上，心情随血糖波动而起伏。“这些人以女性为主，当诊断为糖尿病时表现为不能接受现实，再发展为对血糖值特别在意，以至于餐后上升 2 毫摩尔 / 升就会引起她们心里不愉快或者情绪紧张。”

正视疾病，做幸福“糖人”

“糖尿病是可控的，是医学发展解决大病的最佳范例。”翁建平指出，糖尿病患者通过科学的健康管理，坚持做到合理饮食、适当运动、充分教育、自我监测血糖以及药物治疗，可以稳固血糖，避免并发症发生。

那么，该如何正确对待糖尿病？翁建平总结出这样几点：

1. 要有正确的态度。主动，认真，既不要过于紧张、悲观失望，也不要满不在乎。

2. 及时就诊，查明情况。在医生的指导下开始治疗，不要怕麻烦。

3. 学习糖尿病知识。在一定程度上做到心中有数，配合医生尽快控制病情。

4. 要有耐心，做好打持久仗的准备。

5. 戒烟限酒，养成健康良好的生活方式，坚持锻炼身体。

6. 定期到医院复诊，及时调整治疗。“找一个信得过的社区医生，或一个好的专科医生建立一个长久的医患关系。这样方便自己也方便医生。”

糖尿病患者可以健康长寿，可以控制血中的糖，尽享生活的甜。从今天开始，让我们掌控糖尿病，做一名快乐、幸福的“糖人”，与糖尿病和谐共处吧！

自测题

1.糖尿病的产生是指下列哪个指标超标?(　　)

A. 血糖　　B. 血脂

C. 血尿酸　　D. 尿尿酸

2.糖尿病的血糖诊断标准是(　　)。

A. 空腹≥ 7.8 毫摩尔/升,餐后≥ 11.1 毫摩尔/升

B. 空腹≥ 7.8 毫摩尔/升,餐后≥ 10.0 毫摩尔/升

C. 空腹≥ 7.0 毫摩尔/升,餐后≥ 11.1 毫摩尔/升

D. 空腹≥ 7.0 毫摩尔/升,餐后≥ 10.0 毫摩尔/升

3.糖尿病的典型症状是(　　)。

A. 多饮、多尿、少食及消瘦

B. 多饮、多尿、多食及消瘦

C. 多睡、多尿、多食及消瘦

D. 多睡、多尿、少食及消瘦

4.下列哪些人群是糖尿病高危人群?(　　)

A. 糖尿病患者的直系亲属

B. 肥胖者

C. 久坐少动者

D. 有妊娠糖尿病史或曾分娩巨大儿者

E. 以上均是

5.“世界糖尿病日”是(　　)。

A. 11 月 12 日

B. 11 月 13 日

C. 11 月 14 日

D. 11 月 15 日

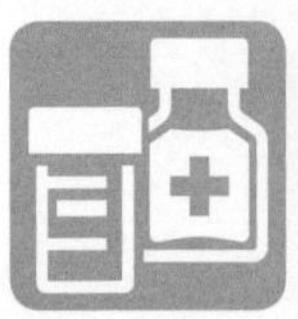

6.反映近两三个月糖尿病控制情况的指标为（　　）。

A．空腹血糖　　B．餐后血糖

C．尿糖　　　　D．糖化血红蛋白

7.在中国2型糖尿病防治指南中，除血糖和糖化血红蛋白达标外，理想的血压是（　　）。

A.＜140/90 毫米汞柱

B.＜130/80 毫米汞柱

C.＜135/90 毫米汞柱

D.＜130/90 毫米汞柱

8.1型糖尿病的胰岛素分泌特点是（　　）。

A.胰岛素缺乏

B.胰岛素缺乏与胰岛素抵抗共同存在

C.胰岛素抵抗

D.胰岛素分泌延迟

9.下列关于糖尿病患者运动的说法，哪一项是错误的？（　　）

A.每周锻炼 3 ~ 5 次或以上

B.运动间隔时间不超过 3 天

C.一周锻炼 1 次就可以

D.应选择中等或中等以下强度的有氧运动

10.格列苯脲口服降糖药是（　　）。

A.磺脲类药物

B.α－糖苷酶抑制剂

C.双胍类药物

D.格列奈类药物

参考答案：

1.A　2.C　3.B　4.E　5.C

6.D　7.B　8.A　9.C　10.A

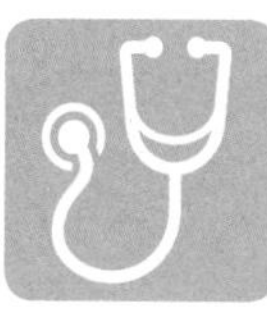
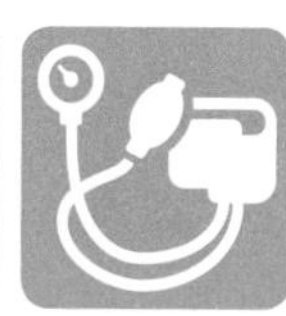

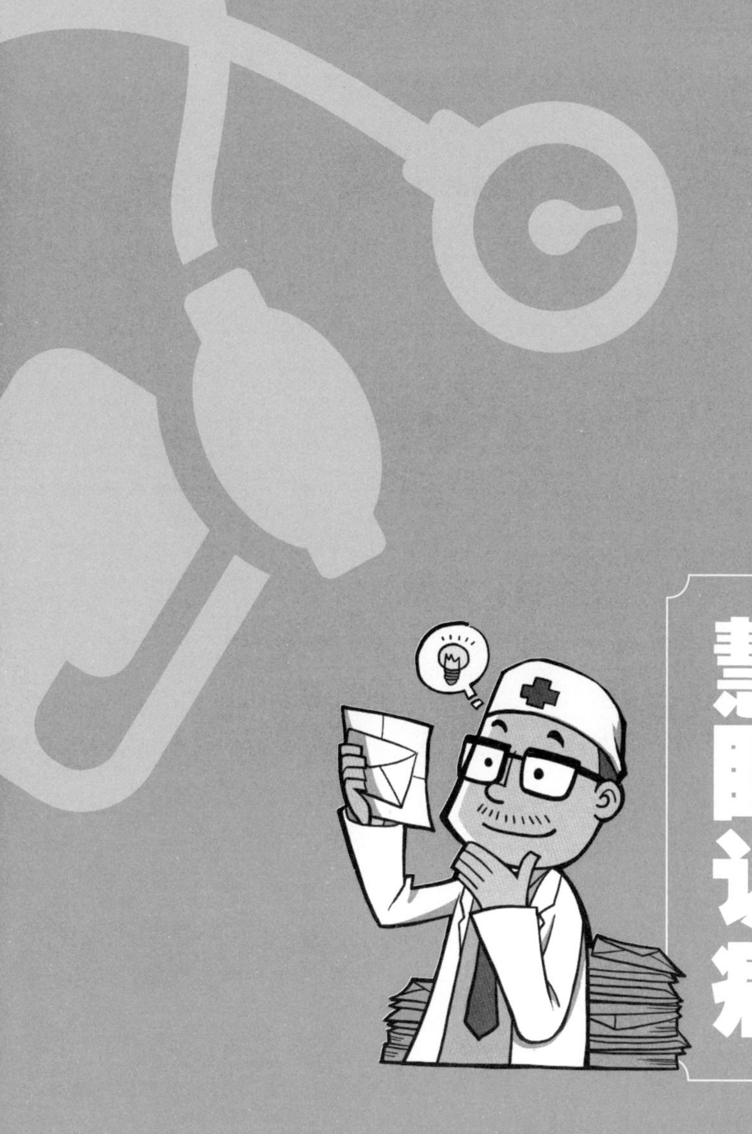

慧眼识病

基础篇

PART 1
糖尿病的来历

古人也有**糖尿病**

“糖尿病”是西医的病名，古代中医并无这一名称，而多称其为“消渴病”，是指由体质因素加上饮食失节、情志失调、年高劳倦、外感邪毒或药石所伤等多种病因所致，以多饮、多食、多尿、形体消瘦、尿有甜味为典型症状的病证，即相当于现代医学的糖尿病。

司马相如的消渴病

司马相如（约公元前179－前118年）是西汉最有名的辞赋家，也是我国有文字记载的第一位糖尿病患者。

《西京杂记》中专门有“相如死渴”一条，将司马相如之死与消渴病联系了起来。文章说司马相如早年就患有消渴病，后来遇到了美艳异常的卓文君，不但演了一出私奔的闹剧，而且司马相如为卓文君美色所惑，过度沉湎其中，于是引发了痼疾，最后由于疾病加重而死。

由于司马相如的文名太盛，就连折磨他的消渴病也跟着出了名，后世不少文人在提到此病时，都以“相如病”“长卿病”（司马相如字长卿）、“临邛渴”（临邛曾为其居住地）等来代替。

杜甫的真正死因：糖尿病

杜甫（公元712－770年），字子美，自号少陵野老，唐代著名诗人，与李白合称“李杜”。

学者们通过研究，从医学角度一致认为，杜甫真正的死因是糖尿病，这一说法可以从杜甫的诗句中找到证据。杜甫至少在两首诗中提及自己患有消渴病，即“长卿病”。

《客堂》：“栖泊云安县，消中内相毒。”

《同元使君春陵行》：“我多长卿病，日夕思朝廷。肺枯渴太甚，漂泊公孙城。”

杜甫在耒阳被大水围困近十天而不得食，在县令送来烤牛肉和白酒后一顿狂吃，对于糖尿病患者而言，饱食容易引起酮症酸中毒或心、脑血管病急性发作而死亡。因此，杜甫暴饮暴食后，当夜就去世了。由此可知，杜甫的真正死因是饱食酒肉后由糖尿病引发急性并发症而去世的！

杨贵妃可能是糖尿病患者

杨贵妃（公元 719–756 年），是中国古代“四大美女”之一。

有记载说杨贵妃走几步路就会娇喘不已，香汗淋漓。《开元天宝遗事》中记载有“红汗”一事，透露出杨贵妃多汗这一重要信息。这说明一个问题：杨贵妃因体虚乏力而导致出汗症状。乏力、多汗是糖尿病患者经常出现的症状，而杨贵妃的情况恰好符合这一症状。

李白曾写过三首《清平乐》来赞美杨贵妃，诗中“一枝红艳露凝香”“沉香亭北倚阑干”都突出了一个“香”字。关于体香的来源，有性香说、丁酸酯香说，还有饮食习惯说。医学专家较认同饮食习惯一说。许多糖尿病患者具有体香症状，随着血糖升高，糖尿病患者身上的水果清香味还可以转变为浓重的烂果味。由此联想，杨贵妃的体香会不会与她喜食荔枝成癖有关呢？

在当时，杨贵妃不可能通过一些现代化手段来确诊其是否患有糖尿病，因此对她患有糖尿病之说，只是一个推测而已。

“甜尿”的发现

古代印度：发现尿是甜的

公元 5-6 世纪，古印度的皇宫之中“多尿病”流行一时。众多有着精湛医学技术的僧侣云集首都。为了治疗“多尿病”，他们每天都在宫门口等待着送出来的皇宫里王族患者的尿壶。通过长时间的比对，两位僧侣发现，“多尿病”患者的尿液与正常人的相比要黏稠许多。

在一次比对时，他们无意中将一些尿样洒落桌畔。这些尿样竟然像蜜一般，立刻吸引了大量的蚂蚁前来疯狂吸吮。“这是为什么？除了蜂浆，我还从没有发现如此有趣的事情，蚂蚁竟然如此喜爱这些尿！”在长期的观察中他们发现这些尿竟然是甜的！

病因解释：矛头直指肾脏

与此同时，公元 5-6 世纪，中国、日本、阿拉伯国家和地区的医生也都先后发现了“甜尿”这一重要的糖尿病病征。他们推断，只有内脏器官遭到损害才会造成甜尿和多尿的病情。由于当时的医疗条件和认识的局限性，他们均把肾脏器官病变指定为造成甜尿和多尿的主要病因。

这种认识影响十分深远。到了 16 世纪，瑞士医生 Von Hoheouheim 发现，糖尿病患者的尿液水分蒸发后出现一种异常的白色粉末物质。但他一直以为糖尿病是肾脏损害造成的。

3个世纪之后，人们终于证明了那些细小的白色粉末根本就不是盐，医学家们为它起了一个诱人的名字——葡萄糖。

糖·胰腺·胰岛·胰岛素——层层抽丝剥茧

19世纪50年代，法国医生Claude Bernard做了进一步研究。Bernard是一个医学天才，他的研究和认识让人们诧异和惊喜。他的第一个重大发现是甜尿中的那些白色粉末——葡萄糖在肝脏中是以糖原的形式进行储藏的。他的第二个重大发现是，中枢神经系统具有明显的调节血糖的作用。他还发现大脑延髓受到损伤后，可以引起糖尿病。

1889年，两位德国生理学家Minkowski和 Von Mering在研究胰腺和脂肪消化的关系时意外发现，被切除了胰腺的实验狗，排出了大量吸引苍蝇的尿，这些尿液中含有葡萄糖。基于这个实验基础，他们把胰腺锁定为导致糖尿病的“一级嫌疑犯”。

1909年，比利时医学专家Jeande Meyer做了大量的实验，上百条实验狗被切除了胰岛，他不仅观察和监测这些被切除了胰岛的狗的血糖和尿，也仔细分析了胰岛本身所分泌的物质，他把这种由胰岛分泌出来的、能够降低血糖的物质命名为“胰岛素”。

"世界糖尿病日"的由来

每年的11月14日是"世界糖尿病日"。

"世界糖尿病日"是由何而来？为什么把世界糖尿病日定为每年的11月14日呢？

这是为了纪念一个与糖尿病治疗有关的伟大人物——弗雷德里克·格兰特·班廷爵士。出生于加拿大安大略省爱丽斯顿市的班廷，是人造胰岛素药物的发明者。1991年，世界卫生组织和国际糖尿病联盟将班廷的诞辰日11月14日定为"世界糖尿病日"。

1922年的夏天，班廷和他的助手在研究糖尿病的治疗方法时，制成了一种可以控制血糖的注射药物，这个药物就是今天的人造胰岛素。在此之前，糖尿病是一个无法医治的疾病。由于这个突破性的医学发明，班廷在1923年成为诺贝尔生理学或医学奖的获得者。为了奖励班廷的这项发明，英皇佐治五世在1935年颁发给他爵士勋衔。

PART 2 糖尿病早发现

你是否属于**糖尿病高危人群**

目前在我国，每10个成人中就有1个糖尿病患者。但是，每10个糖尿病患者中却只有3~4人得到了诊断。如果糖尿病不能被及时发现而延误了治疗，患者发生失明、肾功能衰竭和截肢的风险就会明显增高。所以，早期发现糖尿病非常重要。

一般来说，以下人群为糖尿病高危人群：①直系亲属（如父母、兄弟姐妹）中有糖尿病患者；②年龄≥45岁（年龄增长是糖尿病患病率增加的独立危险因素）；③超重或肥胖者——体重指数（BMI）≥24 [BMI=体重（千克）/身高^2（米^2）]；④高密度脂蛋白胆固醇低和/或高甘油三酯血症；⑤血压≥140/90毫米汞柱；⑥患有心脑血管病变，如常见的中风偏瘫等；⑦年龄≥30岁的妊娠妇女，曾有妊娠糖尿病史者，曾分娩巨大儿（出生体重≥4公斤）者，曾有不明原因的滞产者，患多囊卵巢综合征者；⑧习惯久坐者；⑨使用某些特殊药物者，如糖皮质激素、利尿剂等。

糖尿病的易患人群

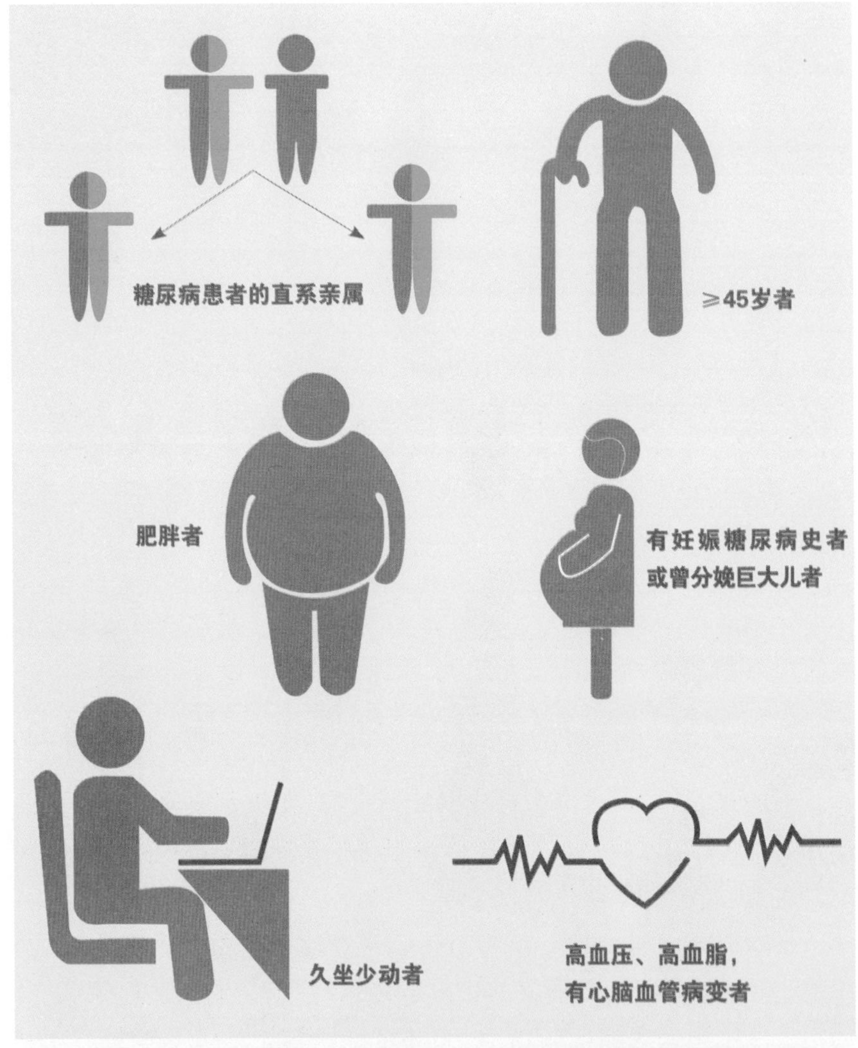

糖尿病风险自我评估

现在有一种不用去医院，在家里也能很快评估自己是否患上糖尿病的方法——中国成年人 2 型糖尿病患病风险的无创评分。

2型糖尿病患病风险评分表

年龄（岁）	评分
20~24	0
25~34	4
35~39	8
40~44	11
45~49	12
50~54	13
55~59	15
60~64	16
65~74	18

体重指数（千克/米^2）	评分
< 22.0	0
22.0~23.9	1
24.0~29.9	3
≥30.0	5

性别	评分
女性	0
男性	2

腰围（厘米）	评分
< 75.0（男）或 < 70.0（女）	0
75.0~79.9（男）或70.0~74.9（女）	3
80.0~84.9（男）或75.0~79.9（女）	5
85.0~89.9（男）或80.0~84.9（女）	7
90.0~94.9（男）或85.0~89.9（女）	8
≥95.0（男）或≥90.0（女）	10

收缩压（毫米汞柱）	评分
110~119	1
120~129	3
130~139	6
140~149	7
150~159	8
≥160	10

糖尿病家族史（父母、直系兄弟姐妹、子女）	评分
无	0
有	6
总分	

资料来源：中国 2 型糖尿病防治指南（2013 年版）。

计算方法

从以上表格中的每一大项中选一个与自己相关的评分，把每项所得分数加在一起算总分。总分范围为 0~51 分。如果得分≥ 25 分，建议进一步做口服葡萄糖耐量试验，以便早期发现糖尿病。

糖尿病的典型症状

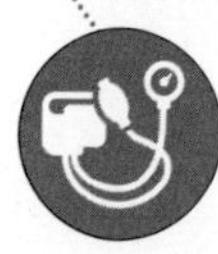

糖尿病的典型症状是多饮、多尿、多食及消瘦，为了方便记忆，人们将其简称为“三多一少”。

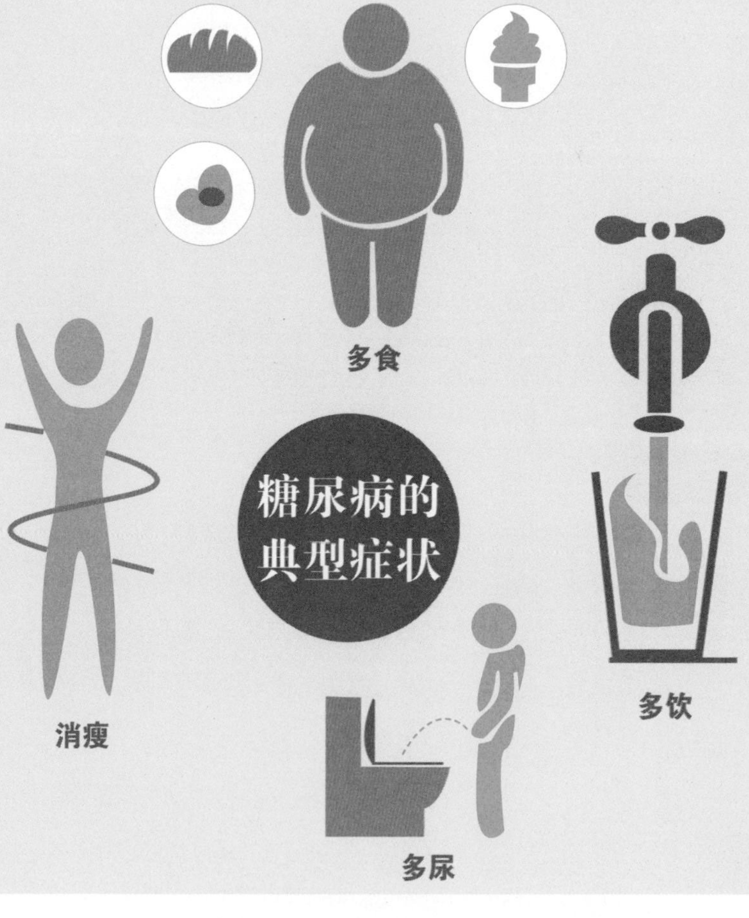

当血糖较高时，人体难以充分利用所摄取的食物中的营养，导致容易感到疲劳、消瘦，或食欲异常亢进。另外，由于大量血糖经肾脏排泄、重吸收，伴随生成大量的水，于是产生多尿现象，同时，由于人体内的水分大量排出体外，所以患者会感到口渴，饮水量就增多。

医生提醒

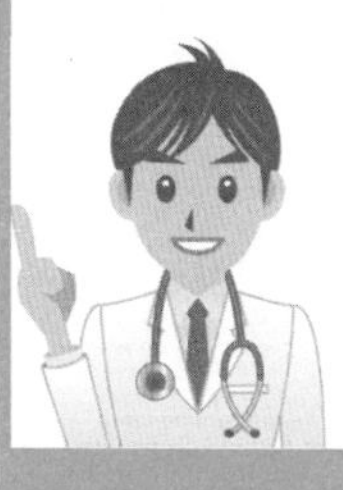

并非所有的糖尿病患者都会出现“三多一少”的症状，甚至有些糖尿病患者无明显糖尿病症状，仅出现并发症的表现，如突然视物模糊、视力障碍、无原因的周身皮肤瘙痒或反复起疖子，女性患者外阴瘙痒、频繁的尿路感染、足部发凉、四肢麻木或疼痛，以及突然出现脑血栓、意识障碍及昏迷等。发现以上情况均应立即寻求医生帮助，及早发现糖尿病的苗头。

诊断糖尿病的**三把"尺子"**

要确诊糖尿病，必须抽血检查，且最好测餐后血糖或做口服葡萄糖耐量试验（OGTT，即口服葡萄糖后2小时再测静脉血糖）。

目前中国糖尿病的诊断标准为：符合以下三条之一者即需考虑糖尿病，但必须在随后的另一天里重复任何一条以确诊：

1. 有糖尿病症状（多尿、多食、多饮、不明原因的消瘦），以及随机血糖≥11.1毫摩尔/升。随机血糖指一天中任何时候的血糖。

2. 空腹血糖≥7毫摩尔/升。空腹血糖指禁食至少8小时后的血糖。

3.OGTT2小时血糖≥11.1毫摩尔/升。

这是中国目前采用的诊断糖尿病的三把"尺子"。美国和欧洲国家还有第四把"尺子"，那就是糖化血红蛋白≥6.5%，也要考虑诊断糖尿病。

OGTT的检查方法：空腹抽一次血后，立即将75克葡萄糖溶于250~350毫升温水中，5~10分钟内喝完，2小时后再抽一次血检测。若服糖后2小时血糖超过11.1毫摩尔/升，即为糖尿病患者。

5种血糖状态，对号入座

（单位：毫摩尔/升）

	空腹血糖	餐后血糖	检测结果
1	<6.1	<7.8	正常血糖
2	6.1~7.0	<7.8	空腹血糖受损
3	<6.1	7.8~11.1	糖耐量减低
4	6.1~7.0	7.8~11.1	空腹血糖受损伴糖耐量减低
5	≥7.0	≥11.1	糖尿病

被忽视的**糖尿病前期**

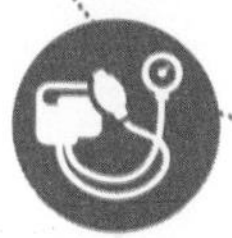

糖尿病前期是介于正常血糖和糖尿病之间的一个动态临床过程，是正常人发展成为2型糖尿病患者的必经阶段。糖尿病前期一般没有症状，不容易被发现，但它是糖尿病的预警信号。

空腹血糖		餐后2小时血糖	
≥7.0 毫摩尔/升	糖尿病	≥11.1 毫摩尔/升	糖尿病
6.1~7.0 毫摩尔/升	空腹血糖受损	7.8~11.1 毫摩尔/升	糖耐量减低
<6.1 毫摩尔/升	正常	<7.8 毫摩尔/升	正常

糖尿病前期包括空腹血糖 6.1~7.0 毫摩尔/升(即空腹血糖受损)、餐后 2 小时血糖 7.8~11.1 毫摩尔/升(即糖耐量减低)两种血糖异常状态。

有统计显示,糖尿病前期人群中每年有 2%~10% 的糖耐量减低者发展为糖尿病。研究表明,糖尿病前期患者随访 6.5 年,患糖尿病的风险是正常血糖者的 8 倍多。因此,这一人群可谓糖尿病的"后备军",对待糖尿病前期绝不可掉以轻心。

符合以下三点中的任何一点,即可诊断为糖尿病前期:**①空腹血糖 6.1~7.0 毫摩尔/升。②进行 75 克口服葡萄糖耐量试验,2 小时血糖为 7.8~11.1 毫摩尔/升。**口服葡萄糖耐量试验前 3 天正常饮食,抽血检查过程中不进行剧烈活动,不吸烟。**③糖化血红蛋白≥ 5.7%。**

什么是糖化血红蛋白

化验单上糖化血红蛋白的英文代号是 HbA1c。普通空腹和餐后血糖检测的是抽血时即刻的血糖水平,会受到进食等因素影响。而糖化血红蛋白则反映被试者在过去 2~3 个月血糖控制的平均水平,所以是衡量血糖控制水平的一个重要、稳定的指标。因此,糖尿病患者在检测血糖控制情况时,别忘了检查一下糖化血红蛋白。

糖化血红蛋白值多少才算合适

HbA1c 的正常值在 4%~6%。对于糖尿病患者来说,糖化血红蛋白控制在 7% 以下,可有效减少微量白蛋白尿的发生,延缓肾功能恶化进程。成人糖尿病患者应将 HbA1c 控制在小于 7% 的范围内,更严格的 HbA1c 控制目标为 < 6.5%。在没有发生严重低血糖的情况下,尽可能将 HbA1c 控制在接近正常值。

糖尿病的那些检查

糖尿病是一种代谢紊乱综合征，其可怕之处并不在于“血糖高点儿”，而在于高血糖会导致全身血管的病变。因此，到医院看糖尿病，除了明确诊断以外，还应进一步明确是否合并高血压、高血脂、肥胖以及其他代谢紊乱，并了解有无糖尿病引起的各种急性、慢性并发症，病情严重程度如何等。

与诊断、分型有关的检查

血糖　是诊断糖尿病的依据，包括空腹和餐后2小时血糖检测。按照世界卫生组织（WHO）的标准，空腹血糖≥7.0毫摩尔/升和/或餐后2小时血糖≥11.1毫摩尔/升，即可诊断为糖尿病。需要注意两点：一是不能忽视餐后血糖值，因为它对糖尿病的早期诊断意义更大；二是尿糖阳性仅作为糖尿病的诊断线索，不能作为诊断依据，换句话说，不能根据尿糖结果来确诊或排除糖尿病。

口服葡萄糖耐量试验（OGTT）　当患者空腹或餐后血糖比正常人偏高，但还达不到糖尿病诊断标准时，就需要进一步做 OGTT，来确定究竟是“糖调节受损”(IGR)，还是真正的糖尿病。

胰岛功能测定 通过测定患者空腹及餐后各个时间点胰岛素以及 C 肽的分泌水平，了解患者胰岛功能的衰竭程度，协助判断糖尿病的临床分型。

细胞自身抗体检查 包括谷氨酸脱羧酶抗体(GADA)、胰岛素抗体(IAA)、胰岛细胞抗体(ICA)等。此项检查主要用于糖尿病的分型，1 型糖尿病患者往往呈阳性，2 型则大多数呈阴性。其中，GADA 的检测最有临床意义。

反映血糖平均控制水平的检查

无论空腹血糖还是餐后血糖，反映的均是某一时刻的血糖值，其结果会受到很多偶然因素的影响，血糖波动大的患者尤其如此。要准确了解一段时期内总体血糖水平，就要查以下 2 项：

糖化血红蛋白(HbA1c) 是红细胞中的血红蛋白与血中的葡萄糖结合形成的，正常值为 4%~6%，它不受偶然因素的影响，可以客观准确地反映近 2~3 个月内的总体血糖水平。

糖化血清蛋白(GSP) 是血浆中的白蛋白与葡萄糖结合而成的，正常值为 1.5~2.4 毫摩尔 / 升，可以反映近 2~3 周内总体血糖水平。

与代谢紊乱及并发症有关的检查

糖尿病最大的危害来自于它的各种并发症。为了全面了解病情，患者还须检查下列指标：

尿常规 包括尿糖、尿酮体、尿蛋白、白细胞等多项指标，这些指标可以间接反映患者的血糖水平，明确是否存在酮症酸中毒、泌尿系感染等情况。此外，尿微量白蛋白定量测定是早期发现糖尿病肾病的重要指标。

血脂 糖尿病患者往往同时合并脂代谢紊乱，通过药物治疗，可以纠正脂代谢异常。

血压、血黏度 高血压、高血脂、高血黏、高血糖并称糖尿病患者的四大隐形"杀手"，初诊时就必须注意，并酌情给予处理。

肝、肾功能 可了解有无肝功能异常及糖尿病肾病，同时还可以指导临床用药，因为在肝、肾功能不全时，有些口服降糖药禁忌使用。

眼科检查 糖尿病视网膜病变在早期往往没有症状，晚期则没有理想的控制方法。所以，糖尿病患者初诊时就应做眼科检查。

PART 3

血糖为啥就高了

什么是血糖

血糖，就是血液中所含的葡萄糖。葡萄糖是人体肌肉、大脑活动不可或缺的能量来源，其浓度保持在一定范围内，由血液进行运输。

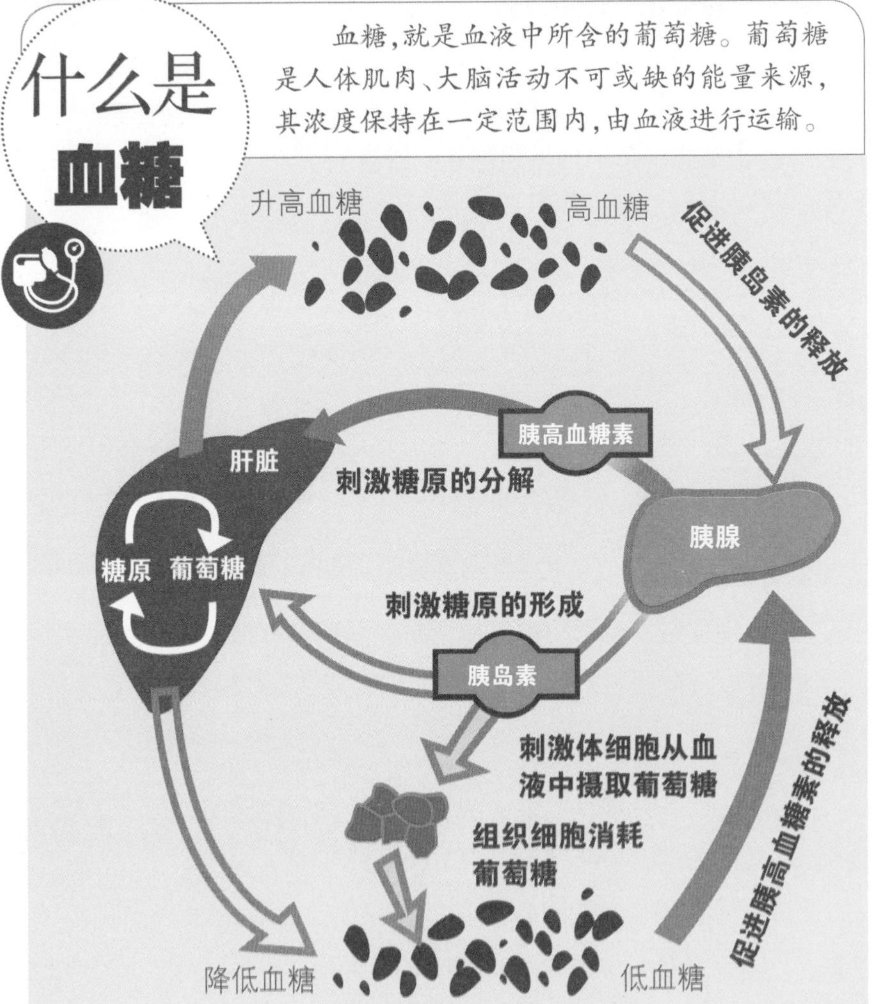

血糖的激素调节过程

维持血糖的激素

血糖在多种激素的联合作用下稳定在一定范围内。

饥饿状态或剧烈运动后：作为能量源的葡萄糖处于不足状态，人体会促进血糖升高以进行补偿。此时起作用的是肾上腺素、胰高血糖素等激素。

餐后：血糖升高，未能作为能源而消耗的葡萄糖会转化为糖原并存储在肝脏和肌肉内，无法转化的葡萄糖会转变为甘油三酯并存储在脂肪细胞内，这个过程称为“糖代谢”。在这个过程中起作用的激素是胰岛素。胰岛素能使多余的葡萄糖转化为储备能量，从而使血糖值下降。

通过升高血糖和降低血糖的激素的共同作用，血糖得以保持在一定范围内。但当胰岛素分泌不足或作用不充分（这种现象称为“胰岛素抵抗性高”）时，血糖就会升高。这种状态如果任其持续，就将发展为糖尿病。

胰岛素从何而来

胰岛素由胰腺分泌。胰腺位于胃脏内侧，向十二指肠分泌用于消化脂肪的胰液。胰腺还分布着有利于分泌激素的组织，这些组织被称为“胰岛”。

当血糖升高时，胰岛感知到变化，会立即命令胰岛中的β细胞向血液分泌胰岛素。但当这种功能不足时，则无法降低血糖。

当血糖过低时，胰岛中的α细胞会分泌胰高血糖素，使血糖升高。

血糖高≠糖尿病

虽然糖尿病表现为血糖升高,但并不是所有的血糖升高都是糖尿病。

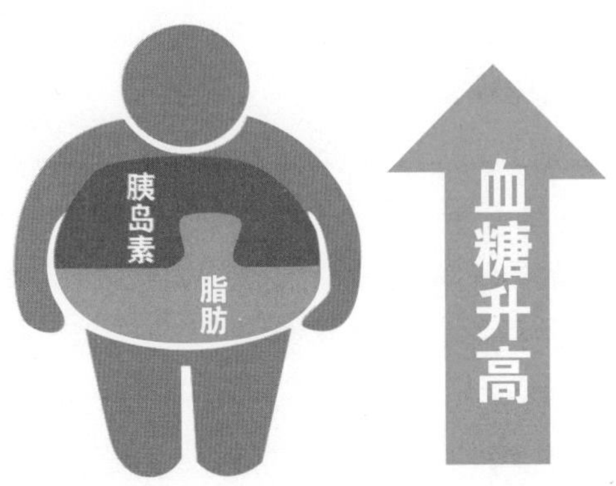

在合并以下情况时,也可表现为血糖升高:

1. 肝脏疾病,如肝炎、肝硬化等。

2. 应激状态下的急性感染、创伤、脑血管意外、烧伤、心肌梗死、剧烈疼痛等。

3. 饥饿和慢性疾病。

4. 使用某些药物,如糖皮质激素、利尿药、女性口服避孕药、烟酸、阿司匹林、消炎痛等。

5. 一些内分泌疾病,如肢端肥大症、皮质醇增多症、甲状腺功能亢进症等。

6. 胰腺疾病,如胰腺炎、胰腺癌、血友病、胰腺外伤等。

因此,体检发现血糖升高时,要先排除引起血糖升高的上述因素,才可诊断糖尿病。

糖尿病的**分型**

根据病因，糖尿病可分为四种类型：1 型糖尿病、2 型糖尿病、妊娠糖尿病以及特殊类型糖尿病。

1 型糖尿病

因胰脏出现自体免疫反应而破坏胰岛 β 细胞所产生的糖尿病，称为 1 型糖尿病（胰岛素依赖性糖尿病）。多发生在儿童和青少年，也可发生于各种年龄。起病急剧，体内胰岛素绝对不足，容易发生酮症酸中毒，必须用胰岛素治疗才能获得满意疗效，否则将危及生命。

2 型糖尿病

2 型糖尿病（非胰岛素依赖性糖尿病）原名为成人发病型糖尿病，多在 35 岁之后发病，占糖尿病患者的 90% 以上。

2 型糖尿病患者体内产生胰岛素的能力并非完全丧失，有的患者甚至体内胰岛素产生过多，但胰岛素的作用效果较差，因此患者体内的胰岛素是相对缺乏的。主要诱因包括肥胖、体力活动过少和应激（包括紧张、劳累、精神刺激、外伤、手术、分娩、其他重大疾病，以及使用升高血糖的激素等）。由于上述诱因，患者的胰岛素分泌能力及身体对胰岛素的敏感性逐渐降低，使血糖升高，导致糖尿病。

1型、2型糖尿病的比较

	1型	2型
发病率	< 5%	> 90%
发病年龄	0~25岁	> 35岁
体重	通常消瘦	有肥胖或超重倾向
发病情况	一般较急	缓慢发病
症状	症状明显	多数无明显症状
c肽水平	低/缺乏	正常/升高
治疗方法	必须用胰岛素	生活方式、口服降糖药或胰岛素

妊娠糖尿病

妊娠糖尿病是指妊娠期首次发现或发生的糖代谢异常，发生率为1%~5%。孕妇的血糖高会增加新生儿畸形、巨大儿和新生儿低血糖的危险性。这种妊娠期糖尿病比较容易控制，只要严格执行医生指导的饮食计划，加以适当的运动，血糖大多能得到满意的控制，只有少数患者需要用胰岛素控制血糖。

链接 妊娠糖尿病的筛查（简称“妊娠糖筛”）和诊断

妊娠糖筛是指：在妊娠24~28周，口服75克葡萄糖做糖耐量试验。

糖耐量试验的正常值：空腹，应 <5.1 毫摩尔 / 升；服葡萄糖后 1 小时，应 <10.0 毫摩尔 / 升；服葡萄糖后 2 小时，应 <8.5 毫摩尔 / 升。如果上述任意一个血糖值异常，即可诊断为妊娠糖尿病。

具有妊娠期糖尿病高危因素者，在初次产前检查时即应进行妊娠糖筛，如初检正常，则妊娠 24~28 周时再复查。

特殊类型糖尿病

一些特殊的糖尿病患者，他们所患的糖尿病并不是 1 型或 2 型糖尿病，而是由特殊原因引起的，医学上称之为“特殊类型的糖尿病”。

引起这类糖尿病的原因五花八门，包括胰腺疾病、药物影响、感染以及各种遗传性疾病等。这类糖尿病的发生往往防不胜防，最好的方法就是做好体检和疾病的筛查工作。

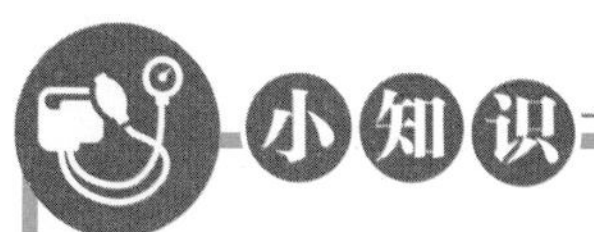

儿童糖尿病的症状

儿童各年龄均可患糖尿病，甚至刚出生的新生儿，但以 5~7 岁和 10~13 岁两组年龄多见，患病率男女无差异。

儿童糖尿病起病多急骤，突然表现明显多尿、多饮、多食、体重下降。学龄儿童每天饮水量和尿量可达 3~4 升或更多，常常夜间口渴饮水。患儿食欲增加但体重下降。婴幼儿患病，多饮、多尿容易被忽视，有的直到发生酮症酸中毒后才来就诊。

儿童糖尿病中，约 50% 以酮症酸中毒为首发表现，而且年龄越小，酮症酸中毒的症状越重。出现酮症酸中毒时，可出现恶心、呕吐、腹痛、食欲不振及神志模糊、嗜睡，甚至完全昏迷等症状，同时有脱水、酸中毒的症状。酸中毒严重时出现呼吸深长、节律不正，呼吸带有酮味。如不及时诊断和正确治疗，患儿会有生命危险。

对照检查发病诱因

当确诊患有糖尿病时，如果能够找到发病的诱因，将对今后的治疗有很大帮助。在下列各项中，符合的项目越多，就越需要引起注意。

糖尿病患者中，95% 以上因不良生活习惯而发病。

- □ 饮食生活不规则，经常暴饮暴食
- □ 以吃饭快为自豪
- □ 总是吃到很饱
- □ 经常吃夜宵
- □ 喜欢吃油腻的食品，很少吃蔬菜
- □ 与鱼肉相比更喜欢吃猪肉
- □ 经常食用速食食品和盒饭
- □ 不关心自己的体重
- □ 喜欢喝酒，每周有 5 天以上喝酒
- □ 喜欢喝饮料
- □ 有吸烟习惯
- □ 总是感到有精神压力
- □ 经常过劳
- □ 没有运动习惯
- □ 40 岁以上

可怕的**并发症**

对糖尿病患者来说，有血管的地方，就有可能出现糖尿病并发症，包括心、脑、肾、眼、神经等多个重要脏器的损害。

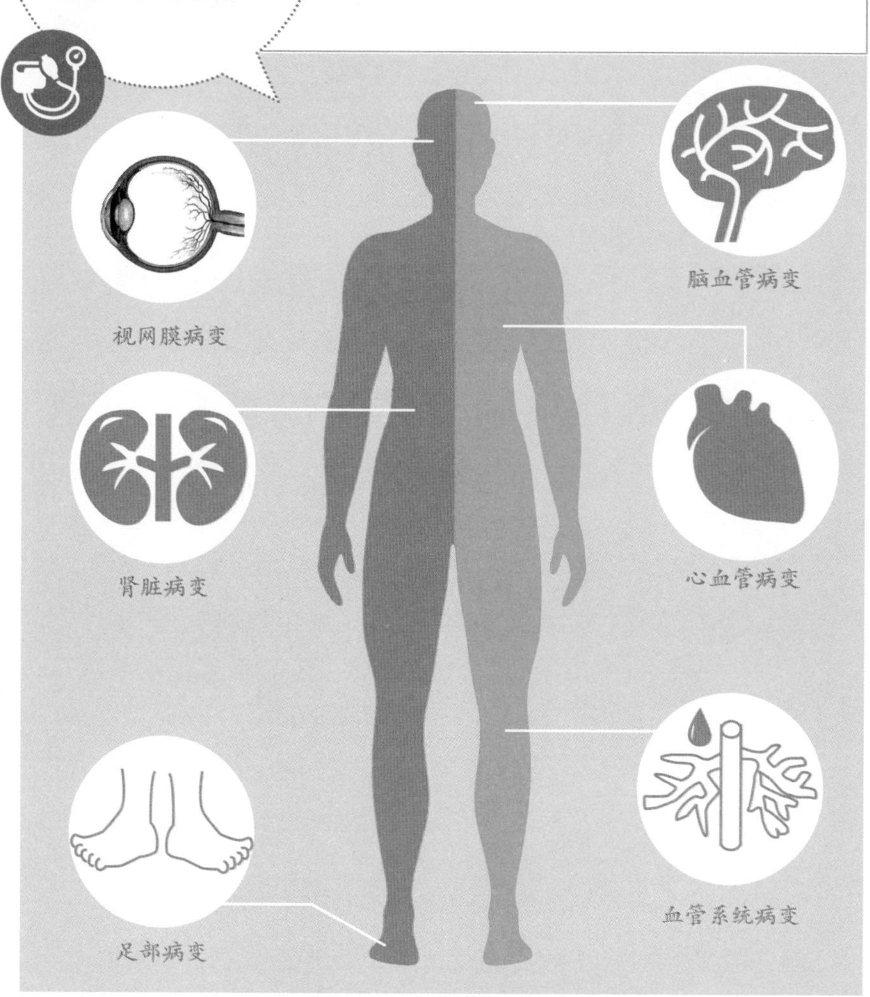

可能出现的糖尿病并发症

来势汹汹的急性并发症

糖尿病的急性并发症来得快，需要及时进行抢救。患者和家属都要了解这些并发症，一旦发生，及时到医院，在最短时间内实施抢救，把并发症的影响降到最低。

糖尿病的急性并发症

急性并发症	临床表现	实验室检查	抢救方式
糖尿病酮症酸中毒	疲乏无力、视力模糊、深大呼吸、腹痛、恶心、呕吐	血糖明显升高，代谢性酸中毒，尿糖及尿酮体阳性	找医生积极抢救
高血糖高渗状态	严重脱水，进行性意识障碍等神经精神症状	严重高血糖，血浆有效渗透压升高，尿糖强阳性，无明显酮症	找医生积极抢救
糖尿病乳酸性酸中毒	疲乏无力、恶心、厌食或呕吐，深大呼吸、嗜睡等。大多数有服用双胍类药物的历史	有明显的酸中毒，但血、尿酮体不升高，血乳酸水平升高	找医生积极抢救

不可忽视的慢性并发症

急性并发症虽然可怕，但只要通过积极的抢救，就可以将痛苦降到最低，对患者未来的生活也不会有太大的影响。但慢性并发症却能在不知不觉之中夺走患者健康的双眼、肾脏或者双足。

白内障！青光眼！视网膜血管阻塞！缺血性视神经病变！

据统计，2 型糖尿病患者中，有 20%~40% 会出现视网膜病变，8% 有严重的视力丧失。糖尿病患者的高血糖以及可能伴有的高血压、血脂异常可引起眼底的微血管瘤、出血、硬性渗出、棉絮斑、视网膜内微血管异常、静脉串珠样改变，这些情况继续发展，就将导致更为严重的白内障、青光眼。

肾功能衰竭！

持续的高血糖状态会伤害患者肾脏的血管，摧毁肾脏的营养来源，让原本生机勃勃的肾脏变得"食不果腹"，于是，肾脏渐渐"吃不消"，从最初的尿液中出现少量白蛋白到大量白蛋白尿，以及血清肌酐水平升高，最终导致肾衰竭！

足部坏疽！

据统计，糖尿病患者下肢截肢的相对危险性约为非糖尿病患者的 40 倍，15% 左右的糖尿病患者会在其一生中发生足溃疡。这都是由糖尿病所导致的神经病变和血管病变引起的，一旦足溃疡引起感染，足部就会渐渐变成各种细菌的天下，溃疡和感染造成的伤口将令人不忍直视。

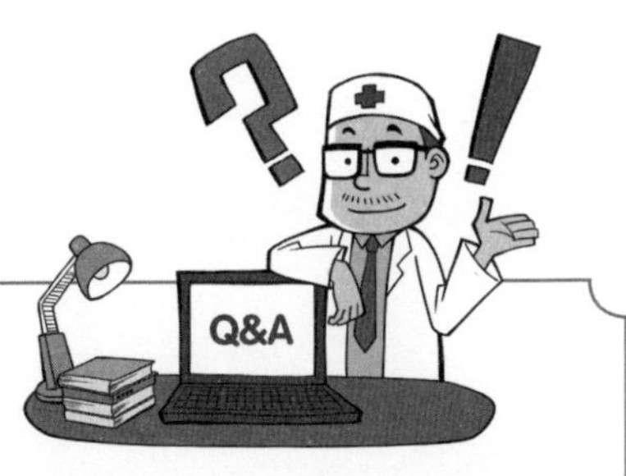

经典答疑

◆问：糖尿病足如何早发现？

答： 在人们的观念中，存在这样一个误区，认为只有出现足部溃疡才能诊断为“糖尿病足”。这种错误观念让许多有糖尿病足苗头的患者错过了最佳治疗时机。

糖尿病患者通过以下三种方法，可初步判断自己有无糖尿病足危险。

1. 观足色：如果糖尿病患者发现自己的双足发凉、麻木，足部发紫，足背动脉搏动消失，这就是足部血供不好的表现，是糖尿病足的早期信号。

2. 按压实验：用手按一下足部的趾腹，然后放开。如果几秒钟后按压处还是白白的，则是血运差的表现。正常情况下，手压皮肤，皮肤会变白，但放开后血液迅速上涌，按压处的皮肤会很快恢复血色。

3. 测足温：正常足部皮肤温度应适中，且足背动脉搏动良好。如果皮肤变凉，足背动脉搏动变弱，就要警惕糖尿病足的发生了。

如果糖尿病患者的足部出现以上表现，建议去医院的糖尿病专科做相关检查，防止疾病发展造成不可挽回的严重后果。

◆问：糖尿病为什么要查胆固醇？

答：人体的糖代谢和脂肪代谢两者之间关系密切。有研究发现，约40%的糖尿病患者可继发高胆固醇血症，而高胆固醇血症反过来又可增加糖尿病患者出现心脑血管并发症的风险。

心脑血管并发症是糖尿病患者的主要死亡原因(占80%左右)。因此,患者除了控制血糖、血压、体重及戒烟外,还要严格控制胆固醇,以降低动脉粥样硬化的进程。

预防高胆固醇血症,主要从饮食、运动两方面着手。比如,坚持低胆固醇饮食,少吃肥腻食品,多吃富含膳食纤维和植物甾醇的食品(植物甾醇化学结构与胆固醇类似,可有效降低人体对胆固醇的吸收);少食用猪油等动物油脂,建议食用不饱和脂肪酸含量较高或富含植物甾醇的植物油。此外,每天坚持运动,且运动量要达到一定程度。

◆问：餐后血糖为何时高时低？

答：血糖和血压一样，其正常值都不是一个固定的数值，而是允许在一定范围内波动的。因此，只要空腹血糖正常，餐后2小时血糖没有超过11.1毫摩尔/升，都不能诊断为糖尿病。

不过,如果空腹血糖正常,但餐后2小时血糖介于7.8~11.1毫摩尔/升之间,则可以诊断为糖耐量受损。

糖耐量受损的发展方向有三种:一是转变为真正的糖尿病,二是保持不变,三是血糖恢复正常。国内的研究表明,糖耐量受损者若不治疗,约67.7%的患者可转变为糖尿病,但如果对这类人群在生活方式上作适当的干预,则会降低50%的糖尿病发病率。

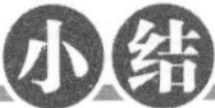

1. 糖尿病的典型症状是多饮、多尿、多食及消瘦，简称“三多一少”。

2. 糖尿病的高危人群：糖尿病患者的直系亲属；年龄≥ 45 岁；肥胖；有妊娠糖尿病史或曾分娩巨大儿；久坐少动；高血压、高血脂，有心脑血管病变者等。

3. 有糖尿病症状，且任意时间的血糖（包括空腹或餐后血糖）≥ 11.1 毫摩尔 / 升，即可诊断为糖尿病；没有典型症状，仅空腹血糖≥ 7.0 毫摩尔 / 升或餐后血糖≥ 11.1 毫摩尔 / 升，再重复检测一次，仍达以上值者，或 OGTT 2 小时血糖≥ 11.1 毫摩尔 / 升者，可以确诊为糖尿病。

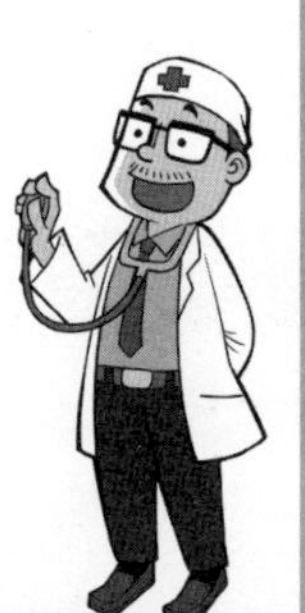

4. 糖尿病前期是介于正常血糖和糖尿病之间的一个动态临床过程，是糖尿病“后备军”发展成为 2 型糖尿病患者的必经阶段。

5. 糖尿病是一种代谢紊乱综合征，会导致全身血管病变，包括心、脑、肾、眼、神经等多脏器损害。

吃对药，打好针

治疗篇

PART 1
治疗，何时开启

治疗目的：
控制血糖值

血
糖

控制目标
空腹血糖：4.4~7.0 毫摩尔 / 升
餐后 2 小时：4.4~10.0 毫摩尔 / 升
糖化血红蛋白：< 7.0%

当被诊断出患有糖尿病时，不少患者因自身没有症状或症状轻而无法接受这一事实，甚至会认为检查结果只是偶然现象而不予理睬，下意识地推迟治疗。这是不可取的。

如前文所述，糖尿病对身体的危害，主要是过高的血糖会伤害血管、神经，使器官组织受损；而且，血糖波动幅度较大时，对机体的损伤也更大。它的可怕之处，恰在于它所引发的并发症。

那么，一旦被诊断患有糖尿病，何时开始治疗呢？

答案是：越早越好。治疗的目的在于——控制血糖值，保持血糖处于正常或接近正常的状态。这是治疗的关键所在。

血糖控制得好不好，看什么

看“2+1”（空腹血糖、餐后血糖 + 糖化血红蛋白）。

空腹血糖、餐后血糖，是反映血糖控制好坏的重要指标。

糖化血红蛋白反映的是过去 2~3 个月中血糖的平均水平，其数值越高，表明血糖控制得越不理想。糖化血红蛋白对并发症风险的预测有更高的参考价值，目前，国际上已将它视为血糖控制的金标准。我国的糖尿病防治指南建议，糖尿病患者的糖化血红蛋白最好能控制在7.0%以下，更严格的可在6.5%以下，这样可大大减少并发症的发生。

链接 多久测一次糖化血红蛋白

一般而言，若患者血糖控制得较好，应 6 个月检测一次糖化血红蛋白；若控制得不理想，则应 3 个月检测一次，直至血糖控制稳定。

饮食与运动，治疗的基础

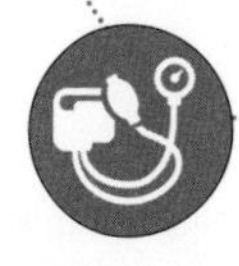

要对糖尿病进行正确的治疗，离不开糖尿病专业医生的诊断、治疗、指导、建议。在治疗初期，医生往往先提出对饮食和运动的指示与建议。如果是轻度糖尿病，仅通过饮食和运动疗法就有可能使血糖值恢复到正常水平。

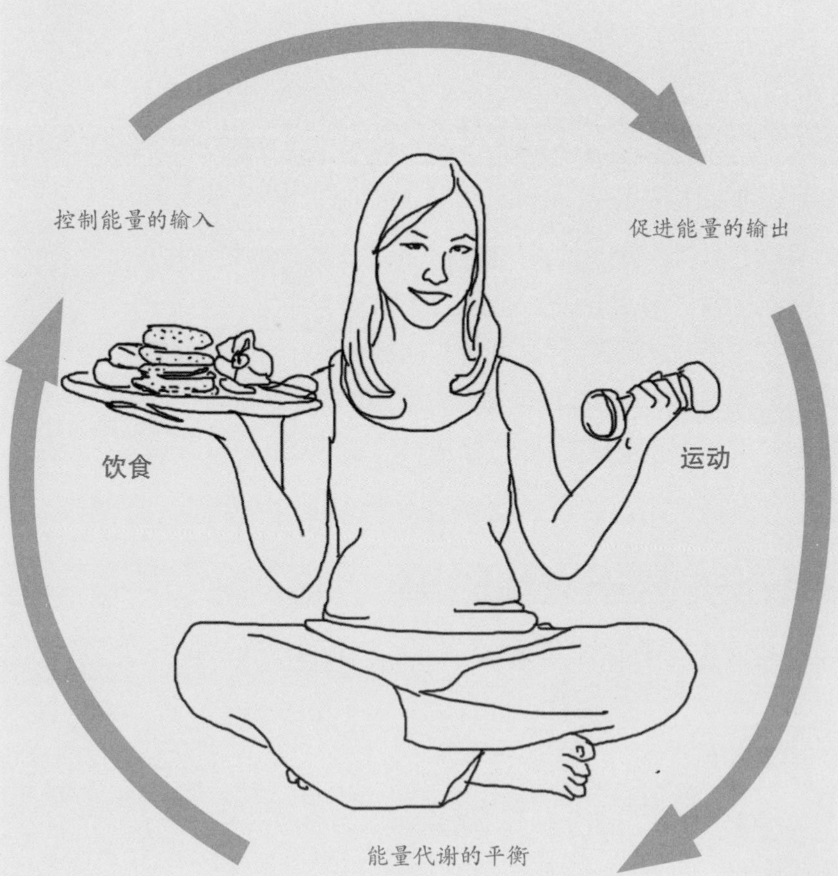

饮食疗法是对不良饮食习惯进行改善的方法,目标是使摄取的热量正常化,即摄取健康生活所需要的足够食物即可,以改善高血糖、高血脂,控制肥胖。

控制能量的输入,促进能量的输出,这是糖尿病治疗的基础。饮食疗法属于前者,运动疗法属于后者。现代人的食量与运动量之间的关系处于失衡状态,通过运动可以消耗更多的热量,以便使身体恢复自然状态并维持该状态。

控制不佳时,采用药物疗法

1 型糖尿病因胰岛素分泌不足,一开始就需要注射胰岛素。2 型糖尿病的治疗方法以饮食和运动为治疗基础,如血糖控制情况不佳,则考虑口服降糖药或注射胰岛素。

医生提醒

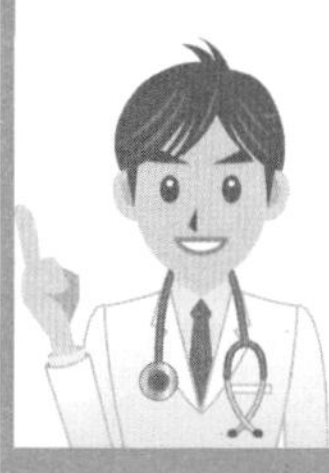

世界卫生组织明确提出,现代糖尿病治疗的五大基本原则是:饮食、运动、健康教育、自我监测血糖和合理应用药物。在抵御糖尿病的这“五驾马车”中,饮食、运动和健康教育是治疗的基础。糖尿病患者应定期到医疗单位接受专业人员的指导,定期反映自己的情况,配合必要的检查,根据治疗反应和病情进展等情况,制订并调整治疗方案。

采用**药物疗法**的时机

糖尿病的药物疗法包括口服降糖药和注射胰岛素两类。

采用药物疗法的基本步骤

判断糖尿病的分型

1型糖尿病 → 注射胰岛素

2型糖尿病 → 判断血糖状态

- 坚持饮食疗法、运动疗法，仍无法使血糖控制得到改善。
- 已持续出现高血糖状态，须尽快降低血糖。

→ 医生开具口服降糖药处方

- 无效果 → 注射胰岛素
- 有效果 → 效果稳定后，逐步减少药物剂量

口服降糖药适用于 2 型糖尿病

口服降糖药是通过提高胰脏的胰岛素分泌能力、改善人体的胰岛素敏感性来降低处于异常状态的血糖值。还有些药物可通过减缓食物的消化、吸收来抑制餐后高血糖。

口服降糖药适用于胰岛素分泌能力下降或胰岛素敏感性下降的情况,即 2 型糖尿病患者。1 型糖尿病患者由于胰岛素分泌完全不足,不属于适用对象。

注射胰岛素的适用情况

1. 胰岛素分泌功能基本或完全丧失的 1 型糖尿病患者。另外,因胰脏疾病导致胰脏功能受损时,其结果会导致与 1 型糖尿病同样的状态,也需要注射胰岛素。

2. 2 型糖尿病患者有时也需要采用注射疗法。当采用口服降糖药无法获得理想的血糖控制效果或并发症病情较重,或者如果不迅速降低血糖就会很快出现并发症、胰岛素分泌能力暂时性降低时,都可能需要采用注射胰岛素疗法。

3. 也有研究提示,新诊断的 2 型糖尿病患者,立即启动胰岛素强化治疗,可以使一部分人的病情达到不同程度的缓解,所谓"先下手为强"。

链接 胰岛素为什么一定得注射

胰岛素是人体内唯一能够直接降血糖的物质,既无毒性,也不会成瘾。血糖之所以升高,就是因为缺少胰岛素。"缺什么补什么",使用胰岛素是治疗糖尿病的理想选择。

采用注射的方法是因为胰岛素是一种蛋白质,无法口服,否则胃酸会破坏胰岛素。而注射胰岛素可发挥与自身胰岛素同样的功效。

PART 2

口服降糖药，“点兵点将”

口服降糖药的种类

在应用口服降糖药时，原则上首先必须采用饮食疗法和运动疗法。如果血糖控制不佳，则需考虑采用药物。如果空腹血糖高于11.1毫摩尔/升，或者有很明显的自觉症状，说明病情较重，则应在开始阶段就采用口服降糖药或注射胰岛素。

双胍类药物

代表药物：二甲双胍、格华止、迪化糖锭、美迪康。

双胍类药物的主要药理作用是通过减少肝葡萄糖的输出和改善外周胰岛素抵抗而降低血糖。盐酸二甲双胍能够通过减少肝脏葡萄糖的输出而降低血糖，直接控制糖在人体内的储存，从而控制血糖的来源。

磺脲类药物

代表药物：格列苯脲、格列齐特、格列吡嗪、格列喹酮、格列美脲。

磺脲类药物属于胰岛素促泌剂，包括格列苯脲、格列齐特、格列吡嗪、格列喹酮、格列美脲等几员“大将”。它能够刺激胰岛β细胞分泌胰岛素，增加体内胰岛素水平而降低血糖。

噻唑烷二酮类药物

代表药物：罗格列酮、吡格列酮。

罗格列酮和吡格列酮是此类药物的代表,它们在降糖“战斗”中发挥的作用就是助胰岛素一臂之力,使患者对胰岛素治疗更加敏感,提升胰岛素的威力。

α-糖苷酶抑制剂

代表药物:阿卡波糖、伏格列波糖。

这类药物中最出名的要数阿卡波糖和伏格列波糖,降糖方法是直接抑制碳水化合物在小肠上部的吸收,进而改善餐后血糖升高的情况。

格列奈类药物

代表药物:瑞格列奈、那格列奈。

在我国上市的有瑞格列奈、那格列奈和米格列奈,也叫作“胰岛素促泌剂”,能够刺激胰岛素的早期分泌,有效降低餐后的血糖,吸收快、起效快。

DPP-IV 抑制剂

代表药物:西格列汀、沙格列汀。

DPP-IV 抑制剂通过抑制 DPP-IV 而减少 GLP-1 在体内的失活,使内源性 GLP-1 的水平升高。GLP-1 以葡萄糖浓度依赖的方式增强胰岛素分泌,抑制胰高血糖素分泌。目前国内上市的 DPPP-IV 抑制剂有西格列汀、沙格列汀、维格列汀、利格列汀和阿格列汀。

GLP-1 受体激动剂

代表药物:艾塞那肽、利拉鲁肽。

GLP-1 受体激动剂通过激动 GLP-1 受体而发挥降低血糖的作用。目前国内上市的有艾塞那肽和利拉鲁肽。要注意的是,这类药物均须皮下注射。

同样的病，不同的药

不同的糖尿病患者在选择口服药物时，不仅需要注意年龄、性别、糖尿病类型，以及重要脏器如心、肝、肾的功能，还要注意体型的不同。

朱阿姨和陈阿姨是同一小区的住户，年龄相近，平时一起锻炼、活动，生活习惯相似，她们还有一个共同点，都是2型糖尿病患者。但是，她们的治疗方案却截然不同，这是怎么回事呢？

原来，朱阿姨体形较胖，腰围也很粗，医生建议在饮食控制和加强运动的基础上，服用双胍类药物；而陈阿姨体形较瘦，脂肪比较少，因此服用磺脲类降糖药。

那么，不同体型的糖尿病患者面对形形色色的口服降糖药，该如何选择呢？

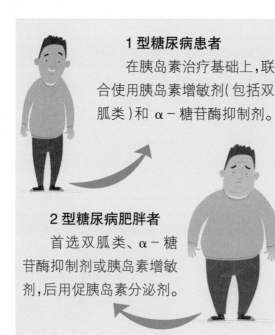

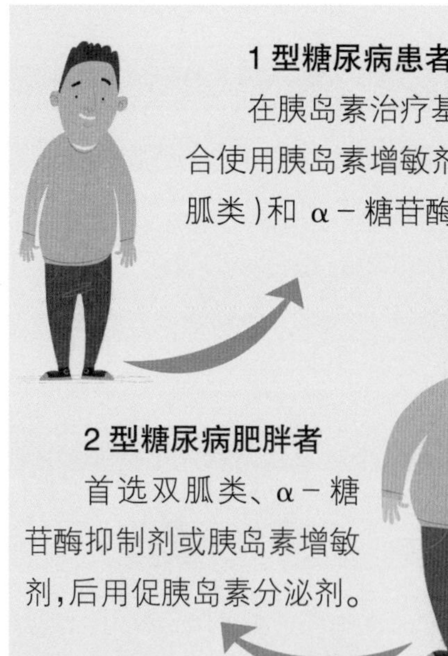

1型糖尿病患者

在胰岛素治疗基础上，联合使用胰岛素增敏剂（包括双胍类）和 α－糖苷酶抑制剂。

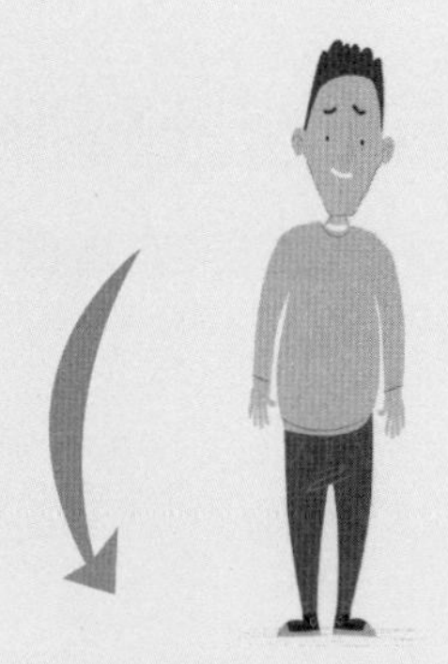

2型糖尿病肥胖者

首选双胍类、α－糖苷酶抑制剂或胰岛素增敏剂，后用促胰岛素分泌剂。

2型糖尿病消瘦者

首选促胰岛素分泌剂或胰岛素增敏剂，可联合使用 α－糖苷酶抑制剂或双胍类药物。

服降糖药，选准时间

一些患者虽然服用了药物，但不知道或分不清哪些要饭前吃，哪些要饭中吃，哪些要饭后吃，而这些都会影响药效。下面介绍常用降糖药的服用时间。

常用降糖药的服用时间表

（假设早餐时间为7:30）

6:30 ~ 7:30

早晨空腹服用的药

胰岛素增敏剂，有罗格列酮、吡格列酮等。它可帮助患者更有效地利用自身分泌的胰岛素，使葡萄糖尽快被人体细胞利用，从根本上使血糖降低。此类降糖药作用时间长，降糖作用可维持 24 小时，每日仅需服药 1 次，早餐前服药效果最好。

7:00

饭前 30 分钟服用的药

磺脲类降糖药，包括格列苯脲（优降糖）、格列喹酮（糖适平）等。这类降糖药主要是通过刺激胰岛 β 细胞发挥作用，宜饭前 30 分钟服用。

饭前 5~20 分钟服用的药

非磺脲类胰岛素促泌剂瑞格列奈（诺和龙）等。这种药起效快，餐前半小时或进餐后给药可能引起低血糖，故应在餐前 5~20 分钟口服。

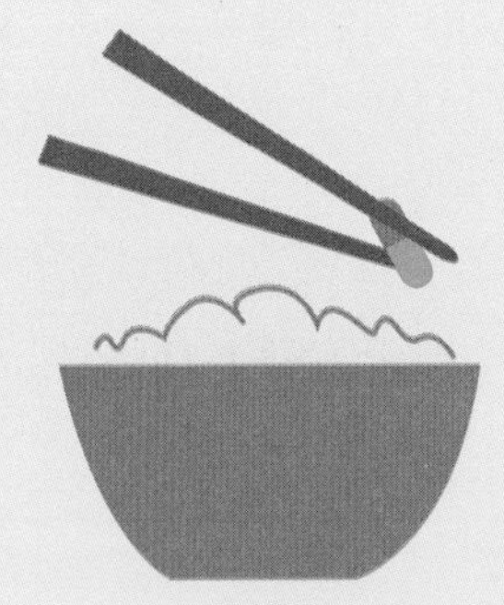

与第一口饭同服的药

阿卡波糖（拜糖苹），与吃第一口饭同时嚼碎服效果最好，如在饭后或饭前过早服用，效果就大打折扣。

饭后服用的药

二甲双胍类。其作用是增强肌肉、脂肪等外周组织对葡萄糖的利用，降低血糖。由于该药对胃肠道有刺激，宜饭后服。

老年糖尿病患者**用药须谨慎**

老年糖尿病患者是指年龄超过60岁的糖尿病患者，包括60岁以前就确诊患有糖尿病者和60岁以后被诊断为糖尿病者。

大多数老年糖尿病是2型糖尿病，容易出现体温低、多汗、肌萎缩和认知功能减退。

老年糖尿病的治疗原则与一般的成人糖尿病相似，但要考虑到老年人的特点，老年人对低血糖的耐受较差，治疗中要尽量避免低血糖的发生。考虑到老年人的特殊情况，应采取特殊的治疗方式。

因此，在现实生活中，医生往往建议老年糖尿病患者采取单纯饮食和运动治疗的方法，如果达不到治疗效果，则选择降糖药治疗，但是，选药时要尤为注意。

双胍类药物：忌用。老年人随着年龄的增长，多器官功能减退，伴有肾、心、肝、肺等功能不全的人用此药要尤为慎重。

磺脲类药物：避免首选此类药物。这类药物作用强且作用持续时间长，容易引起老年人低血糖。

噻唑烷二酮类药物：有心功能不全的患者不宜使用该类药物。

α－糖苷酶抑制剂：可选择，但应根据血糖变化调整剂量。

胰岛素促泌剂：可选择小剂量作用温和或半衰期短的胰岛素促泌剂，但要根据血糖变化调整剂量。

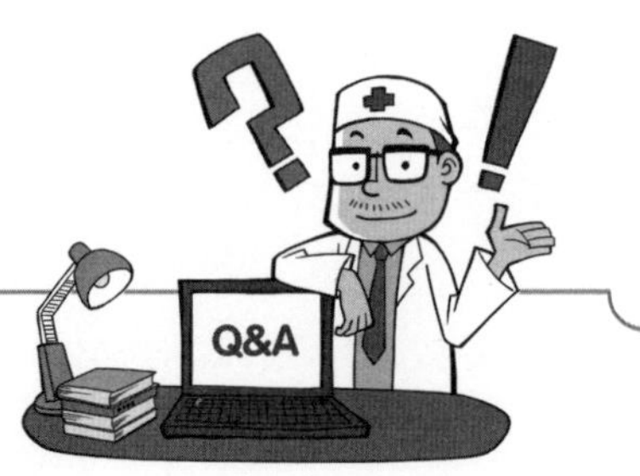

经典答疑

◆问：漏服降糖药，该怎么补？

答：漏服降糖药，有的要补，有的则不用补，关键要看药物的类型和漏服的时间。

首先，某些长效降糖药必须餐前半小时左右吃，才能达到降低餐后高血糖的目的。如餐前漏服，就不要在餐后补服了，否则极易引起下一顿饭前的低血糖。

其次，对于某些短效降糖药(如糖苷酶抑制剂、格列奈类)，若在餐前忘记服用，在吃饭时还是可以补的。如果是餐后，就不要补服了，因为食物在饭后半小时左右血糖可能已达高峰，这时补服对降低餐后高血糖的作用会减弱，同时，还可能引起下顿饭前低血糖的风险。

此外，如果是一天吃一次的降糖药，在早餐前漏服，中午想起来也可以补服。但是，晚上才想起来，最好就别补了，特别是睡觉前补服，会引起夜间低血糖；如果要外出或运动前发现漏服，也不用补服。

◆问：吃得多，能加大降糖药量吗？

答： 不建议。这样做会加重胰岛负担，增加发生低血糖及药物不良反应的风险。

血糖高低与进餐的总热量密切相关，控制饮食是一切治疗的基础，贯穿糖尿病治疗全过程，不论病情如何、采取什么手段治疗，都一定要控制饮食。胰岛素用量、用法都要在控制饮食的基础上确定，并依血糖水平进行调整，不控制饮食势必增加胰岛素用量，这样不但使血糖波动，还会使胰岛素用量越来越多，加重胰岛素抵抗，造成恶性循环。

口服用药如果多吃，对肝、肾等器官有影响，且易产生抗药性。不控制饮食，摄入热量过高，人也容易发胖。为了控制血糖稳定，需要长期坚持，不能轻易变动饮食和药物。因此，多吃饭，以多吃药来“抵消”的做法，长久下去，只会加重糖尿病。

◆问：糖尿病患者不能进食，还要服降糖药吗？

答： 一般而言，有其他疾病的患者，即使不吃东西，血糖也会升高，从这个角度来看，不能进食的糖尿病患者也不能自作主张，随便停药。当然，不吃饭再服降糖药，确实有引起低血糖的可能。

为避免以上情况发生，对这类患者要做到以下几条：

①密切检测血糖、尿糖和尿酮，然后根据化验结果选择对策，做到心中有数；②尽量争取进食，为正常用药创造条件，可进食容易消化的流食、软食，最好采用少量多餐的方法进餐，保证基本热量的充足，而且患者也比较容易耐受；③根据血糖的高低和进餐量的多少，选择或调整用药量以保持血糖的稳定，避免低血糖症或酮症的发生；④如确实完全无法进食，应视为急症，争取去医院治疗，通过静脉补液和补充糖分，使用适当的口服降糖药或胰岛素，帮助患者渡过难关。

PART 3 胰岛素，“降糖指挥官”

这些情况，须注射胰岛素

胰岛素注射药物是与胰岛素成分相同的合成物质。胰岛素疗法是通过从体外注射胰岛素对体内存在不足的胰岛素进行补充，从而降低血糖值。

哪些患者需要注射胰岛素

1. 1型糖尿病患者。

2. 血糖很高或出现酮症酸中毒、昏迷的患者。

3. 对口服药物过敏或失效，或有严重的胃肠疾病不能耐受的患者。

4. 存在严重的肝功能障碍或肾脏病变的患者。

5. 合并各种感染、应急情况、急性并发症的患者。

6. 即将分娩的高血糖孕妇。

7. 即将接受手术的高血糖患者。

8. 手术摘除了胰脏的患者。

9. 一些新诊断的2型糖尿病患者（早期、短期使用胰岛素强化治疗，保护β细胞）。

人体胰岛素由胰腺β细胞分泌,它能促进血中葡萄糖的转化和利用,从而降低血糖浓度。

当胰岛素分泌不足时,血糖代谢发生障碍,就会引起血糖浓度过高。胰岛素分泌足量甚至超量,但靶器官敏感性降低,胰岛素不能充分发挥作用,血糖浓度也会升高。

临床上,1型糖尿病必须使用胰岛素,而2型糖尿病则要视病情的发展状态而定。

如果血糖控制情况得到改善,很多2型糖尿病患者可停止胰岛素注射疗法。

与口服降糖药类似,当开始采用胰岛素注射疗法后,患者仍应坚持进行饮食、运动疗法。

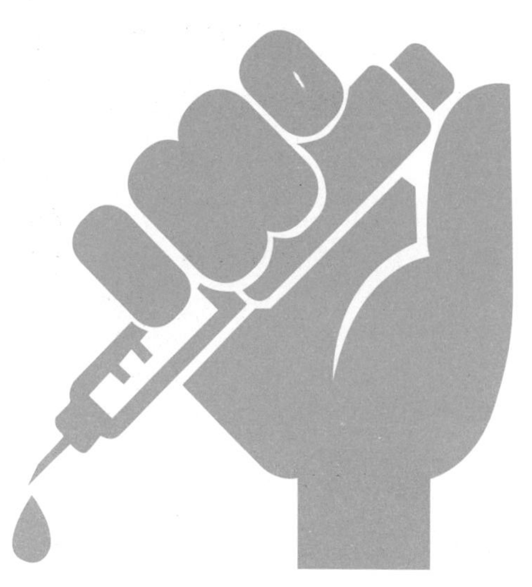

胰岛素的**家族成员**

胰岛素注射药物的家族成员众多，各自本领不同，针对不同患者的不同需要而使用。此类药物是临床上治疗糖尿病的名副其实的“降糖指挥官”。

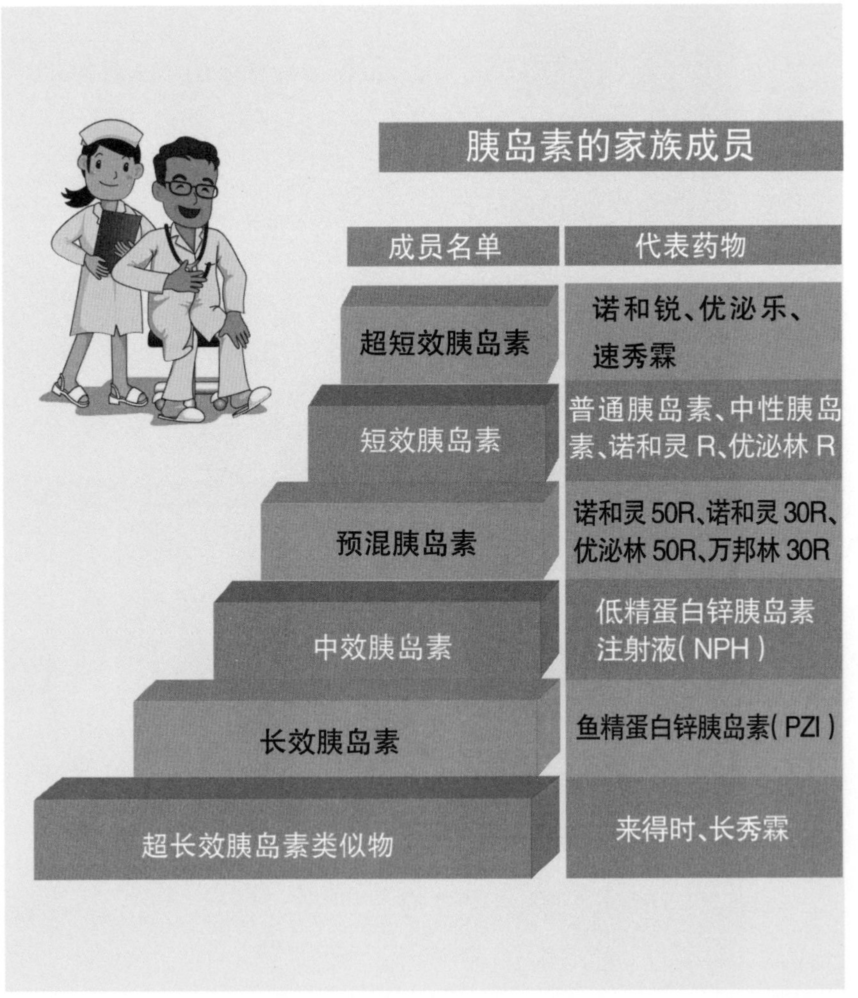

胰岛素的家族成员
成员名单
代表药物
超短效胰岛素
诺和锐、优泌乐、速秀霖
短效胰岛素
普通胰岛素、中性胰岛素、诺和灵R、优泌林R
预混胰岛素
诺和灵50R、诺和灵30R、优泌林50R、万邦林30R
中效胰岛素
低精蛋白锌胰岛素注射液（NPH）
长效胰岛素
鱼精蛋白锌胰岛素（PZI）
超长效胰岛素类似物
来得时、长秀霖

胰岛素注射药物主要包括以下六类。

◎超短效胰岛素

起效时间在 10 ~ 20 分钟，持续时间也较短，为 3.0 ~ 3.5 小时。

适用于抑制餐后高血糖，同时具有不易引发低血糖的特点。由于作用时间短，所以原则上需要在餐前注射。

◎短效胰岛素

起效时间约半个小时，持续时间 6 ~ 8 小时。

一般在餐前 30 分钟注射。

◎预混胰岛素

为短效胰岛素和中效胰岛素按一定比例预先混合好的产品。作用时间多少会受到混合比例的影响，但通常在注射 30 分钟后起效，效果持续 20~24 小时。

注射次数基本上为每日 2~3 次。

◎中效胰岛素

内含鱼精蛋白、短效胰岛素和锌离子，起效时长介于短效胰岛素和长效胰岛素之间。注射 60~90 分钟后起效，24 小时内效果消失。

根据糖尿病症状情况，每日注射 1~2 次。

◎长效胰岛素

相较于中效胰岛素，鱼精蛋白量增加，以延长起效时间。注射 60~120 分钟后逐渐起效，作用时间较长。

◎超长效胰岛素类似物

全天 24 小时持续释放胰岛素。

胰岛素的注射部位

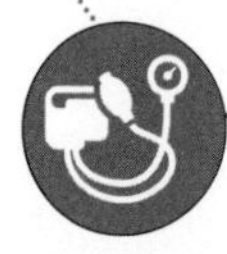

注射胰岛素属于皮下注射（注射到皮下脂肪层）。由于需要每天进行注射，患者通常无法保证定期到医院接受注射，只能自行完成注射操作。

手臂前外侧
腹部（避开肚脐）
臀部外上1/4
大腿前外侧

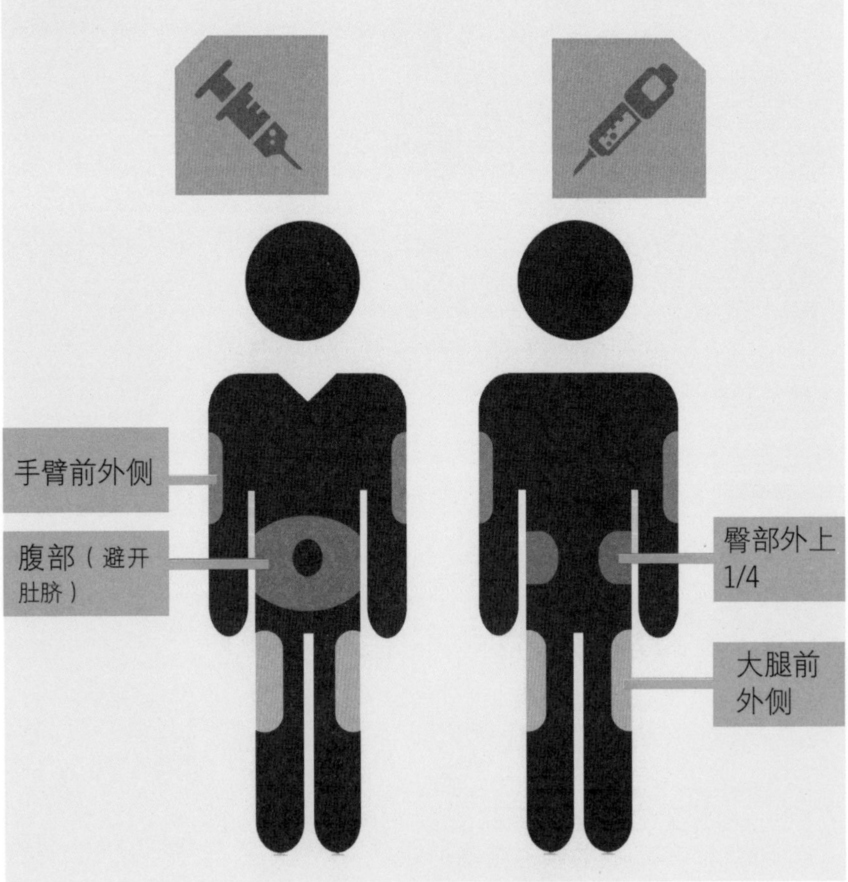

胰岛素常用注射部位

胰岛素注射多选择皮下脂肪较多、皮肤松软的部位，如腹部（避开肚脐）、手臂前外侧、大腿前外侧和臀部外上 1/4。主要是因为这些部位的表皮下面都有一层可吸收胰岛素的皮下脂肪组织，而且没有较多的神经分布，注射时不舒适的感觉相对较少。

注射部位的轮换

注射部位可按顺序轮换选择，每次注射要避开上一次注射处至少 2 厘米，注射部位的重复应间隔 8 周以上。同一注射部位内注射区的轮换要有规律，以免混淆。

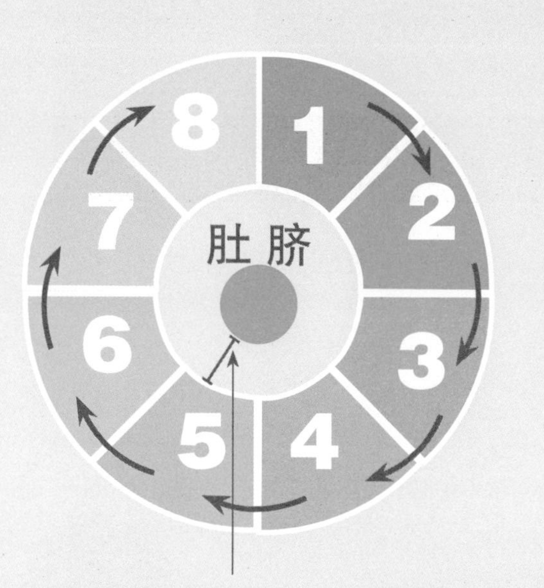

不要在距脐部 5 厘米的范围内注射胰岛素。
注射部位的重复应间隔 8 周以上。

确保“皮下”注射

胰岛素要注射到皮下层，不要打到深层的肌肉组织。如果选择皮下脂肪薄的部位，可将注射部位捏起以增加皮下脂肪厚度，以免注入肌肉层。

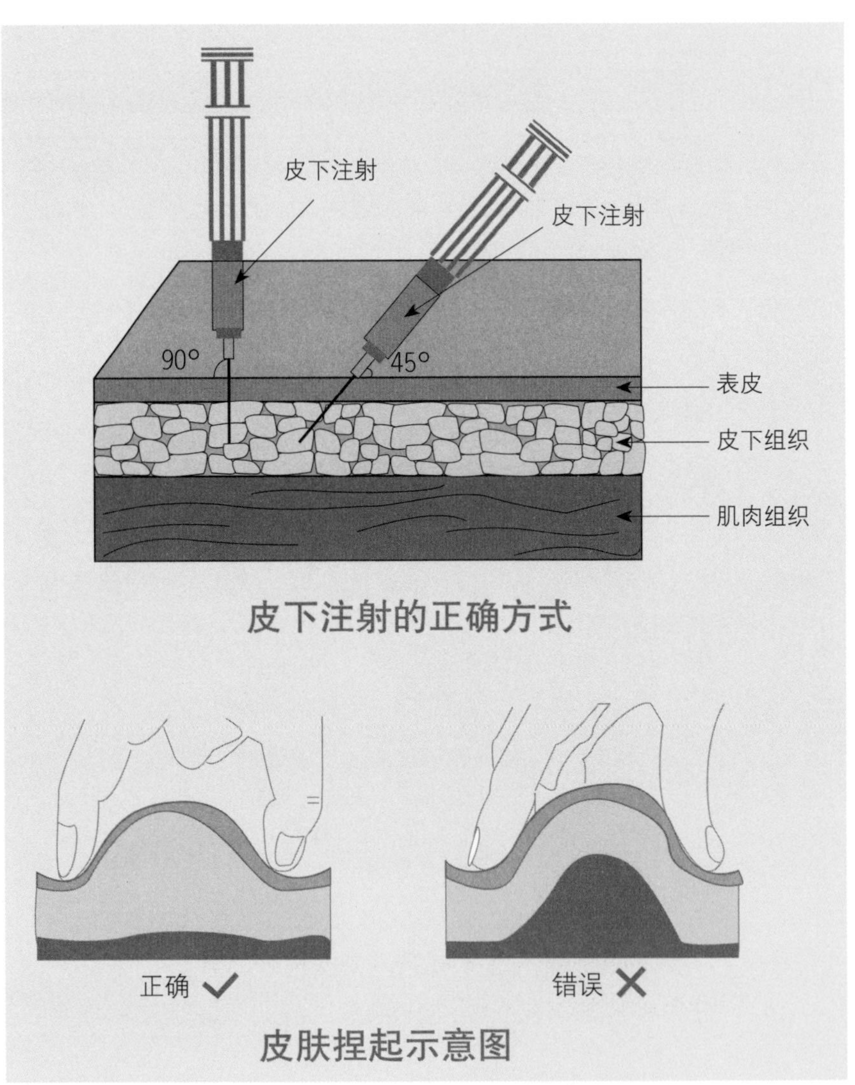

皮下注射的正确方式

皮肤捏起示意图

注射注意事项

1. 腹部是胰岛素注射优先选择的部位。腹部的胰岛素吸收率达到100%,吸收速度较快且皮下组织较肥厚,能减少注射至肌肉层的风险。注意不要在距脐部 5 厘米的范围内注射胰岛素。

2. 手臂的皮下组织较薄,注射时必须捏起皮肤注射,因此不方便自我注射,可由他人协助注射。手臂皮下组织的胰岛素吸收率为 85%,吸收速度较快。

3. 大腿较适合进行自我注射,皮下层很薄,要捏起皮肤注射,皮下组织的胰岛素吸收率为 70%,吸收速度慢。但要注意大腿内侧有较多的血管和神经分布,不适宜注射。

4. 臀部皮下层最厚,注射时可不捏起皮肤。由于臀部的胰岛素吸收率低、吸收速度慢,较少使用,可注射中长效胰岛素。

另外,注射部位参与运动时会加快胰岛素的作用,打球或跑步前不应在手臂和大腿注射,以免过快吸收引起低血糖。腹部注射一般不受四肢运动影响。

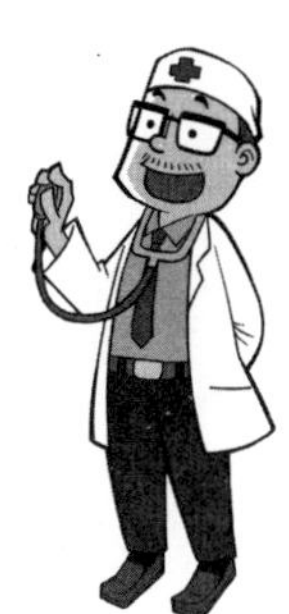

如何规范注射**胰岛素**

注射胰岛素是许多糖尿病患者每日的必修课。但如果注射技术不规范，将会导致胰岛素效用打折，从而影响血糖的控制。因此，患者最好按以下步骤规范地进行胰岛素注射。

1 注射前先洗手。

2 核对胰岛素类型和注射剂量，查看有效期，看药液是否有变色或沉淀变质。

3 安装胰岛素笔芯，如为混悬液胰岛素，须充分混匀，直至液体呈均匀的白色混悬液。

4 消毒笔芯瓶口。

5 安装胰岛素注射笔用针头并排气，旋转剂量栓到1个单位后推压按钮（可重复此操作），直到针尖上出现1滴胰岛素为止。

6 按医生指示的剂量，旋转剂量栓至所需单位数。

7/ 检查注射部位和消毒，避免在感染、疤痕、硬结部位注射。

8/ 根据胰岛素注射笔用针头的长度，明确是否需要捏皮以及进针的角度。一般来说，多数成人 4 毫米针头无须捏皮，垂直进针即可；体质偏瘦者捏起皮肤，呈 45° 或 90° 角进针。

9/ 注射完毕后，针头滞留至少 10 秒后再拔出，之后用无菌棉签轻按压针眼片刻。

10/ 注射完成后，立即戴上外针帽并将针头从注射笔上取下，丢弃在加盖的硬壳容器中。

胰岛素泵，“健康新胰腺”

常规的一日数次皮下注射胰岛素，不仅注射麻烦，还较难使体内胰岛素达到一个相对稳定的状态，而胰岛素泵可以根据患者的血糖水平设定程序，每时每刻释放少量胰岛素并于餐前释放大剂量胰岛素，完全模拟生理状态下人的胰岛素分泌，使糖尿病患者的空腹和餐后血糖均得到最佳控制，如同再次拥有了一个健康的胰腺。

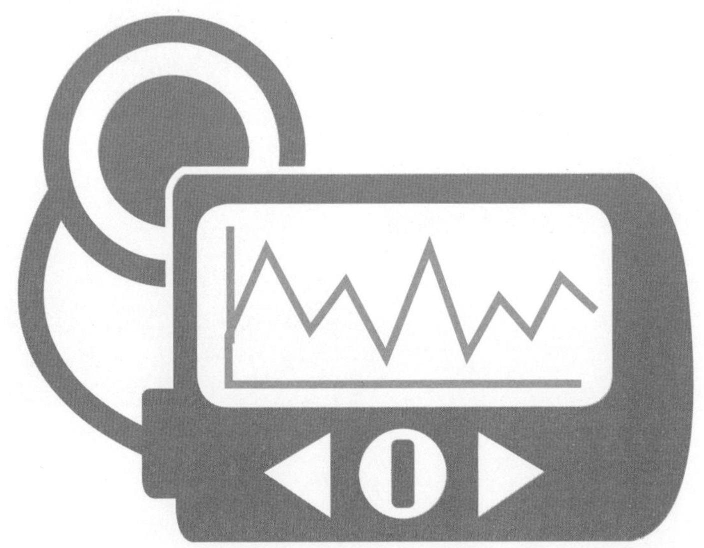

胰岛素泵示意图

胰岛素泵是一种较小的注射装置，由计算机芯片、微型螺旋马达和小注射器三个主要部件组成。泵与一根纤细的输注软管相连。安装胰岛素泵就是利用助针器将软管插入腹部皮下，整个过程没有痛感，瞬间即可完成。

胰岛素泵携带方便，既可别在腰带上，也可放在衣服口袋里。泵可根据电脑设定的程序，按正常人的生理节律分泌胰岛素，使血糖达到超乎想象的满意的控制状态。另外，胰岛素泵本身有完备的安全保障系统及报警系统，最小输注精度达0.001 单位，不必担心出现过量输注。

有人给了胰岛素泵一个形象的比喻："健康新胰腺"。的确，这个聪明的小东西能够模拟正常胰腺的分泌，每次输注微小的剂量，24 小时连续输注，以保持体内的胰岛素维持在一个基本量；还能够根据患者的进餐时间和进餐的食量，输注餐前辅助剂量的胰岛素，降低餐后的高血糖。这么聪明的控制系统就如同一个"健康新胰腺"。

哪些人可以使用胰岛素泵

胰岛素泵适用的人群极其广泛：

○ 1 型糖尿病患者由于先天性缺乏胰岛素，必须依赖胰岛素生活，最适合戴泵。

○那些必须通过胰岛素治疗的 2 型糖尿病患者通过戴泵也能大大改善自己的生活质量。

○容易出现"黎明现象"、容易发生低血糖、血糖波动较大、生活不规律的糖尿病患者。

○想要怀孕的糖尿病患者，都可以通过戴泵来更好地控制血糖值。

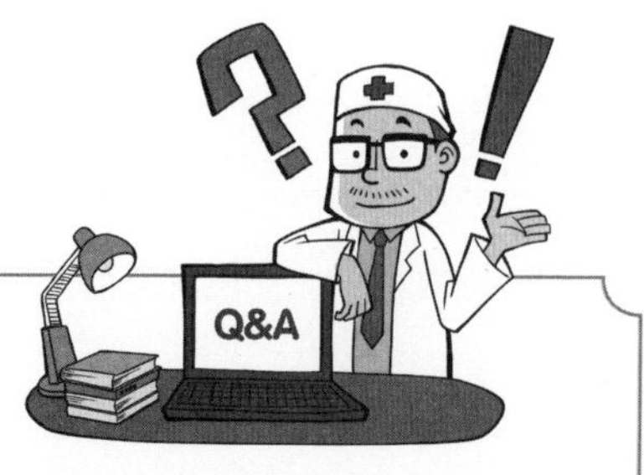

经典答疑

◆问：胰岛素会使糖尿病患者发胖吗?

答：临床中的确有糖尿病患者用了胰岛素后发胖的病例，但细查其原因，主要是由于患者错误地认为，使用了胰岛素就可以放松对进食的控制及减少运动，使得进食增多而消耗减少。胰岛素对这些患者所起的作用，则变成了让营养物质得到充分利用，合成较多脂肪、蛋白质，才使体重增加了。

注意做到合理饮食与活动，一般来说，用胰岛素治疗糖尿病是不会发生肥胖的。

为了避免应用胰岛素发胖，患者应当注意如下四点：

1. 严格控制饮食，保持适度的体力活动。如果患者出现易饥饿、低血糖反应，可以在医生指导下适当减少胰岛素用量。

2. 应用了胰岛素治疗后，如果患者体重增加，应当请医生重新审定是否为胰岛素治疗适应证。

3. 可以在应用胰岛素的同时，加用双胍类降糖药，以降低胰岛素用量，同时亦能减轻体重；或可以联用胰岛素增敏剂，来减少胰岛素用量。

4. 肥胖患者必须使用胰岛素时，尽量缩短大量使用胰岛素的时间。

◆问：胰岛素，用了就不能停吗？

答： 在临床中，一些糖尿病患者不愿注射胰岛素，除了怕打针、怕麻烦，更害怕一旦注射后就要与之终身相伴，不能撤药，从而拒绝应用胰岛素治疗，这种想法是不正确的。

其实，使用胰岛素后，并非都不能撤药。通过治疗，一些糖尿病患者的胰岛功能会好转，高血糖得以控制，胰岛素用量可以减少，甚至可以停用而改服口服降糖药，这种情况在临床中并不少见。

胰岛素是一种治疗糖尿病疗效好、副作用较小的药物，目前医学界多主张放宽其治疗糖尿病的指征，许多专家主张在糖尿病发病早期就采用胰岛素。

◆问：使用胰岛素泵，如何防感染？

答： 使用胰岛素泵后出现局部皮肤感染，往往是卫生习惯不良，或不重视注射过程的无菌操作所致。

建议在装泵前先洗澡、更衣，彻底清洗双手（注意不要接触针头和输注导管接头）；然后，选择对皮肤刺激性小的消毒剂（一般用75%乙醇，过敏者可换用其他消毒剂），认真消毒注射部位；待消毒剂干燥后，再将针头刺入。

一般每隔48~72小时应更换注射部位，原注射处可用外用抗菌贴敷盖。

另外，患者应每天检查注射部位2次以上，留意是否有红肿、出血及针头套管脱出等；如有，应立即消毒处理，并及时更换注射部位、储液管和注射装置（更换前也应保持双手清洁和干燥）；情况严重的，须及时就医处理。

PART 4 手术、中医，辅助控糖

减重手术能降糖

手术控糖的适应人群

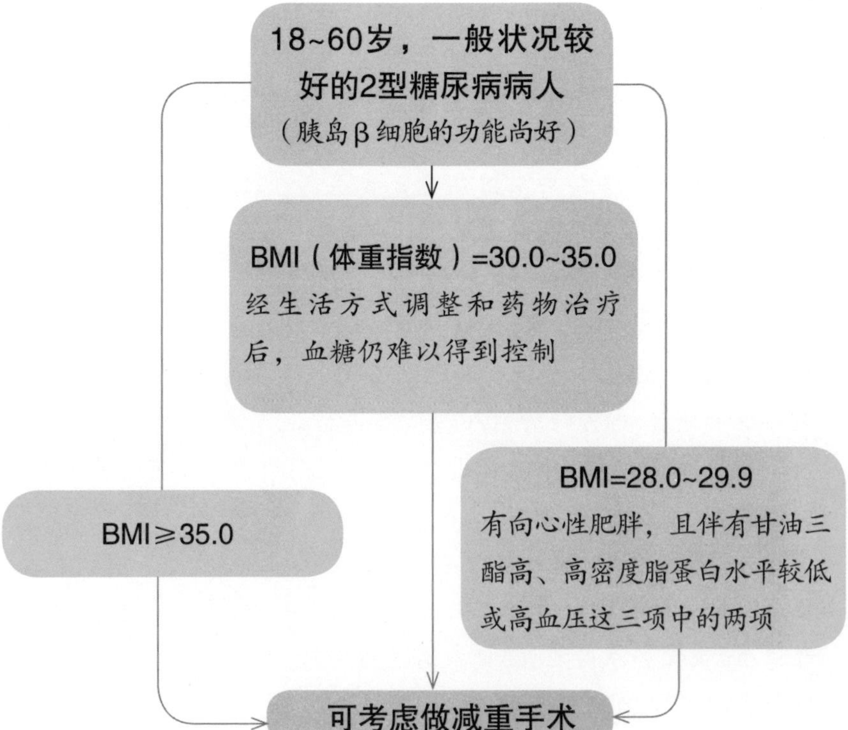

18~60岁，一般状况较好的2型糖尿病病人（胰岛β细胞的功能尚好）

BMI（体重指数）=30.0~35.0 经生活方式调整和药物治疗后，血糖仍难以得到控制

BMI≥35.0

BMI=28.0~29.9 有向心性肥胖，且伴有甘油三酯高、高密度脂蛋白水平较低或高血压这三项中的两项

可考虑做减重手术

研究发现,糖尿病手术对很多肥胖的2型糖尿病患者,不但可以减少其食欲,减轻体重,显著改善血糖、血脂、血压,而且也能大大降低心血管疾病的风险。术后随访10年发现患者病死率明显降低。

糖尿病手术的学名叫胃旁路手术,是目前最有效的减肥方式。这也是美国的标准减肥方法。术后可减去超重部分的70%~80%。

为什么一种减肥手术会运用于治疗糖尿病呢?这也是偶然的发现。1980年,美国北卡罗来纳大学的某位肥胖外科医生,在为合并2型糖尿病的肥胖症患者施行胃旁路手术后,发现其血糖水平明显下降,不再需要胰岛素治疗。

小肠上段的肠黏膜是食物消化吸收的主要场所,食物通过小肠时也会刺激胃肠道激素分泌。胃旁路手术后,胃容量减少,使得进食量也相应减少;且食物不再经过小肠上段,如此一来,肠道激素的分泌也减少。这两种机制结合,使得患者体重明显减轻,血糖水平得以控制,甚至糖尿病也可治愈。

手术仅限部分人

什么样的糖尿病患者才适合做胃旁路手术呢?糖尿病患者做手术有着严格的适应证。一个首要前提是,胰岛β细胞的功能尚好,若胰岛β细胞受损严重,术后难以分泌胰岛素,血糖也不可能得到良好的控制。

另外,还要从体重指数、年龄、身体状况等方面考虑是否适合手术。比如:

1. 2型糖尿病患者的BMI ≥ 35.0,无论有无并发症,均适合手术。

2. BMI 在 30.0~35.0 的 2 型糖尿病患者，若经生活方式调整和药物治疗后，血糖仍难以得到控制，可考虑手术。

3. BMI 在 28.0~29.9 的 2 型糖尿病患者，若有向心性肥胖（女性腰围大于 85 厘米、男性腰围大于 90 厘米），且伴有甘油三酯高、高密度脂蛋白水平较低、高血压这三项中的两项，可考虑手术。

值得强调的是，减重手术只适合 2 型糖尿病患者，不适合 1 型糖尿病患者。因该手术只针对肥胖但胰岛功能尚可的糖尿病患者；而 1 型糖尿病患者的胰岛 β 细胞功能是缺失的，故不适合以减重手术治疗糖尿病。

所以，糖尿病患者若想做手术，应先到内分泌科就诊，向医生咨询及了解自己的病情，并检查胰岛 β 细胞的功能——通过检测 C 肽水平即可了解。

医生提醒

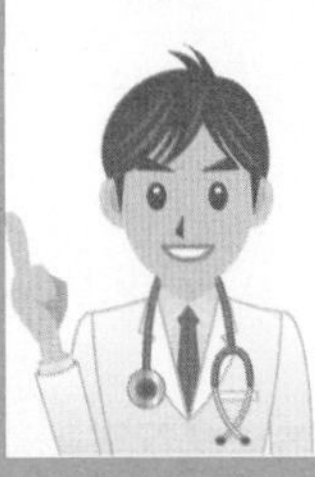

减重/肠胃代谢手术毕竟是有创手术，又是一种刚刚兴起的治疗方法，尤其在我国，该类手术开展的时间并不长，其长远控糖效果如何，仍待时间检验。而内科治疗，至今仍是糖尿病治疗的基础。大多数糖尿病患者，即便是肥胖者，经过规范的内科治疗，病情也是可以得到缓解的。

中医控糖，重在生津

中药降糖效果缓慢，但比较持久。在糖尿病早期和中期，通过中药的干预治疗，可起到一定的降糖作用，而且在稳定血糖方面，中医药还是有其特色的。

中医一般将糖尿病分为上消、中消、下消三种类型。

上消

上消是心和肺的关系，一般表现为口渴喜饮，喝再多水也口干；还伴随小便多的现象，而且颜色发黄；另外，喉咙干热，嘴唇也容易干燥；食量上没什么变化，不过舌红唾液少，苔黄干涩。

中消

中消是脾胃之间的关系，吃得多但饿得快是中消型最明显的表现，并伴随口干总想喝水的情况。此外，还表现为小便频多、大便干结、头晕目眩、形体消瘦、舌发红、苔发黄等。

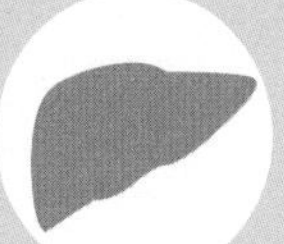

下消

下消是肝肾间的关系，主要表现是小便频繁且量多；面色看起来潮红，手足心热伴随腰膝酸软；舌红少苔。

糖尿病，中医分3型

酸苦生津助控糖

尽管中医将糖尿病分为三种类型，不过总体来说，生津是防治糖尿病的最有效手段。一个人能生津液，说明内循环好。津液吞到肚子里，还能帮助胃肠蠕动，促进消化。

那么如何生津液呢？关键在两字——苦、酸。

苦和酸可以解决口干的问题，有助于降低血糖及尿糖，减轻或消除症状，或减少用药量，使病情趋于稳定。唐代医家孙思邈在《千金方》中也曾明确提出，黄连可治疗“消渴症”。苦的食饮种类繁多，比如苦丁茶和苦荞茶就是不错的选择。而酸性的山楂和酸梅汤，也是不错的选择。

此外，还有两个生津方法更简单，更容易操作，效果也很不错，那就是吞口水和细嚼慢咽。

一些人在锻炼之后唾液分泌会增多，这时候一定要内吞。因为中医有“痰可吐，津液吞”的说法。而现代医学也证实，人的唾液含丰富的物质，有助于营养物质的吸收，还有极强的杀菌作用。

另外一个生津方法是吃饭时细嚼慢咽。一般来说，吃一口饭至少需要咀嚼 36 下，这时嘴里就会产生大量津液，然后再慢慢顺着食物吞下。而有些人吃饭快，几分钟就吃完一顿饭，如果不改掉这个不良习惯，久而久之，容易导致胃病。

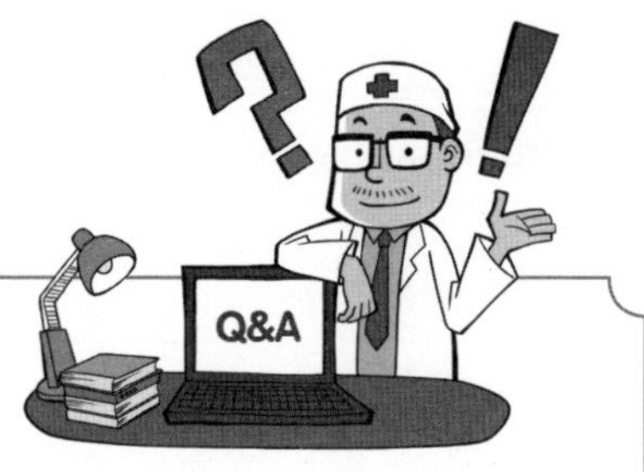

经典答疑

◆问：糖尿病患者做完减重手术后，会导致营养不良吗？

答： 胃旁路手术后，对个体饮食的影响主要有三个方面：

1. 胃容量减少，使得进食量也相应减少。
2. 食物不再经过十二指肠、小肠上段，吸收减少。
3. 食物在胃的潴留时间减少且胃酸减少，消化食物的化学作用减弱，导致吸收减少。

食物中营养物质吸收减少，会不会容易导致营养不良？

其实不用太担心。虽然糖、蛋白质、脂肪等主要营养物质吸收会减少，但通过代偿作用，胃容量会适度增大，其他肠段吸收营养物质的能力也会增加，长期来看，多数患者并不会出现严重的营养不良。

不过也要注意，十二指肠是吸收铁、钙、叶酸的主要部位，而胃酸是铁、钙等矿物质吸收的必要条件。由于胃酸分泌减少、食物不经过十二指肠，这些矿物质的吸收会受到较大的影响，导致如贫血、骨质疏松等疾病。

患者术后定期检查，注意监测铁、钙、维生素等在体内含量的变化，同时严格执行医师的饮食指导，通过口服适当补充维生素 C 等，多数患者不会出现矿物质和维生素缺乏。

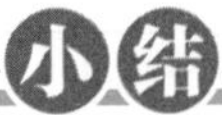

1. 治疗糖尿病的药物包括口服降糖药和注射胰岛素两类。

2. 不同的糖尿病患者在选择口服药物时，不仅需要注意年龄、性别、糖尿病类型，以及重要器官如心、肝、肾的功能，还要注意体型的不同。

3. 降糖药有些要饭前吃，有些要饭中吃，有些饭后吃，注意选准时间。

4. 1 型糖尿病必须使用胰岛素，而 2 型糖尿病则要视病情的发展状态而定。

5. 使用胰岛素笔时，要选好注射部位，并注意温度、空气、时间等细节。

6. 胰岛素泵有一定的适用人群。

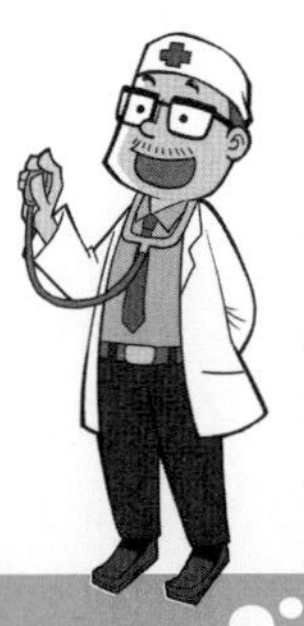

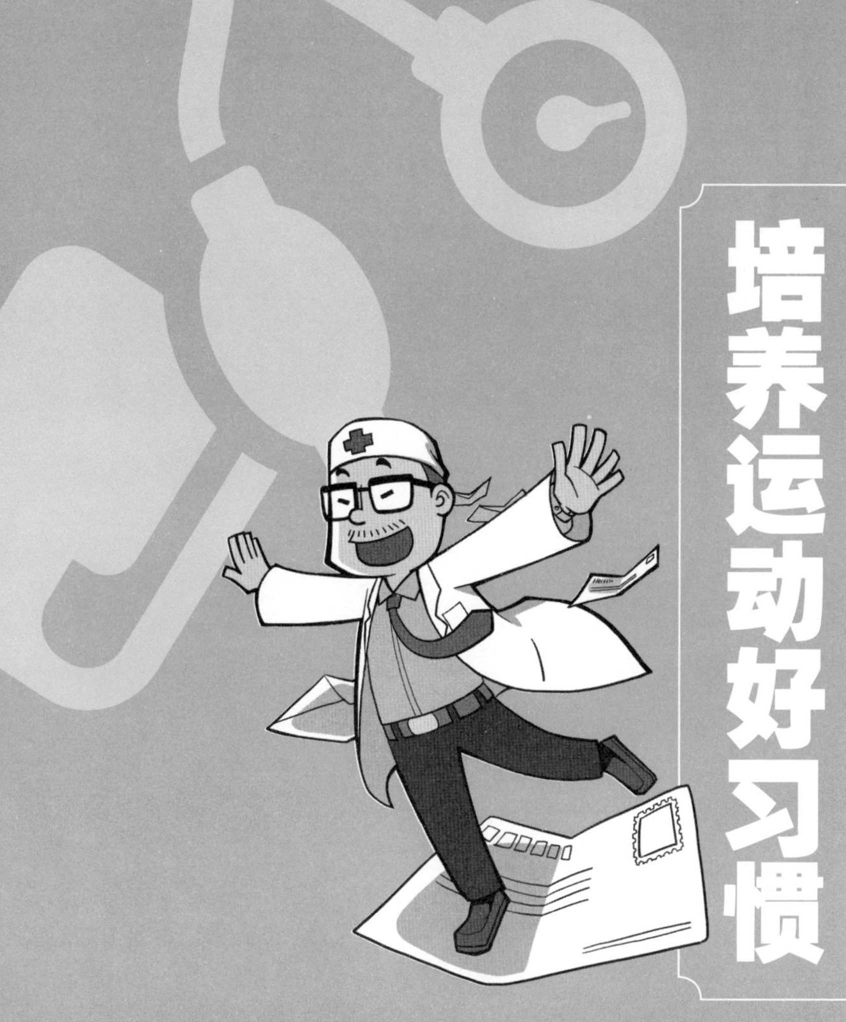

培养运动好习惯

运动篇

PART 1 运动是改善血糖的良方

“动”出来的身体健康

如今，运动作为一种医疗方法，已应用在糖尿病的治疗中。运动可以促进血糖进入组织细胞氧化分解，从而有效降低血糖含量，减轻胰岛素分泌的压力。同时，运动能帮助人体提高对胰岛素的敏感性，从而令血糖控制更为容易。

运动改善血糖之七大功效

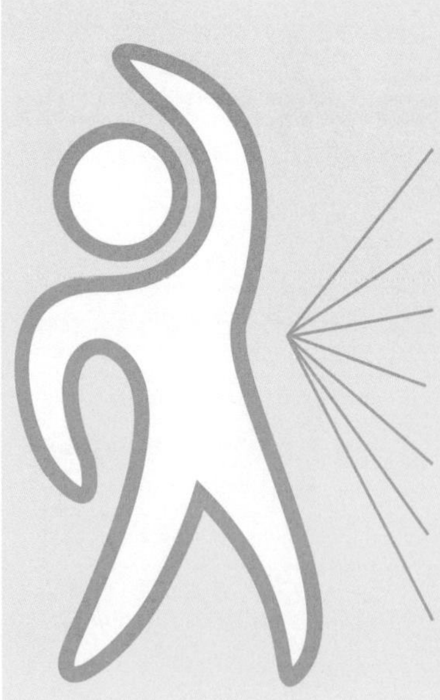

1.体内葡萄糖被消耗，改善糖代谢。

2.提高胰岛素敏感性。

3.保护心血管，使血液变得通畅。

4.增加肌肉量。

5.促进神经活动。

6.改善心肺功能，增强免疫力。

7.有效缓解精神压力。

运动的第一种效果：降低血糖值

人在运动时会消耗能量，首先会消耗肌肉内的糖原，随后血液内的葡萄糖会被吸收至肌肉内进行消耗；如果还需要能量，将消耗血液中的脂肪。也就是说，当开始运动一定时间后，血中的葡萄糖浓度将降低（血糖值降低）。

坚持运动可增加肌肉量

肌肉是消耗能量的组织。肌肉量增加，需要消耗更多的能量，这意味着肌肉会吸收更多血中的葡萄糖。

只要保持饮食量处于一定水平，随着肌肉量的增加，体内的脂肪量就会逐步减少，有助于治疗和预防生活习惯性疾病。

养成运动习惯可提高胰岛素敏感性

在运动过程中，胰岛素的分泌量比平时少，即可利用较少的胰岛素来完成糖代谢；也可提高细胞的胰岛素敏感性，改善 2 型糖尿病患者常见的胰岛素抵抗性（胰岛素分泌不足或无法充分发挥作用）；还能使血脂恢复正常或增加 HDL 胆固醇，产生多种良好效果。

有氧运动，可降血糖

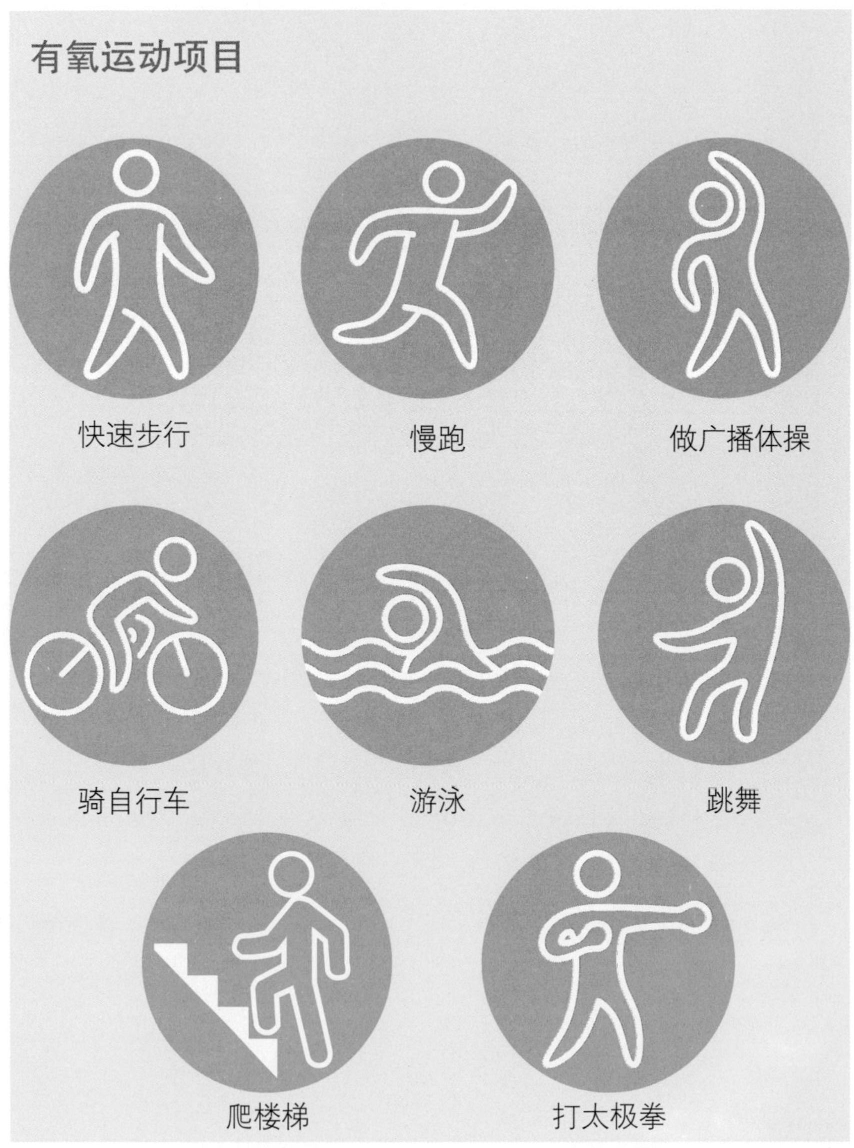
有氧运动项目
快速步行
慢跑
做广播体操
骑自行车
游泳
跳舞
爬楼梯
打太极拳

由于高强度运动会导致血糖升高，因此，糖尿病患者在体育锻炼时，应选择中等或中等以下强度的有氧运动。

有氧运动是指可以边充分呼吸边进行的运动，例如疾行（快速步行）、慢跑、做广播体操、骑自行车、游泳、跳舞、爬楼梯、打太极拳等。其中，疾行不仅简便易行，而且健身效果明显，适用于不同年龄和体质的人群。

与之相反，需要屏住呼吸进行的短跑、举重等则属于无氧运动项目。很多无氧运动有增强肌肉的效果，对糖尿病的治疗也有一定的效果。

医生建议

将运动"化整为零"

运动疗法对很多糖尿病患者来说是不可或缺的，而锻炼的时间并非一定要集中在一起，完全可以"化整为零"。

例如，每天提前15~20分钟出门的话，就可以徒步走一段路。晚上下班提前一个站下车再走路回家，这样每天就能步行30~40分钟了。挤出点时间来做运动，这绝对是可以做到的事。

链接 七种情况，禁止运动

由于糖尿病的特殊性，如出现以下情况，应禁止运动：

1. 合并各种急性感染。
2. 伴有心功能不全、心律失常，并且活动后加重。
3. 有严重的糖尿病肾病。
4. 有糖尿病足。
5. 有严重的眼底病变。
6. 有新近发生的血栓。
7. 血糖控制不佳，空腹血糖高于14毫摩尔/升。

计算每日运动时间

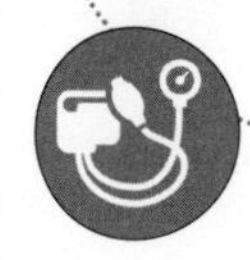

运动所消耗能量的量因运动的种类、强度、本人的体重等不同而有所差异。因此在确定了运动方式以后，可采用以下方法计算出运动所需的时间。

每千克体重每分钟运动热量消耗表

单位：千卡

运动类型	热量消耗	运动类型	热量消耗
快速步行（60 米 / 分钟）	0.0534	体操（强度较低）	0.0552
快速步行（70 米 / 分钟）	0.0623	体操（强度较高）	0.0906
快速步行（80 米 / 分钟）	0.0747	韵律操（普通强度）	0.1472
快速步行（90 米 / 分钟）	0.0906	爵士舞（普通强度）	0.1517
快速步行（100 米 / 分钟）	0.1083	挥高尔夫球棒练习	0.2641
慢跑（较慢）	0.1384	网球（练习）	0.1437
慢跑（较快）	0.1561	乒乓球（练习）	0.1490
骑自行车（10 千米 / 小时）	0.0800	羽毛球（练习）	0.1508
自行车（15 千米 / 小时）	0.1207	高尔夫（练习）	0.0835
上楼梯	0.1349	游泳（蛙泳）	0.1614
下楼梯	0.0658	游泳（自由泳）	0.3738

计算运动时间的公式

由于在实际中还需考虑血糖控制情况、并发症的情况、年龄等因素，所以这里说明的时间只是一个参考标准值。

在下式中填入各项目的数值并进行计算，就能够掌握自己所选择的运动方式所需的运动时间。

______千卡 ÷ (	______千卡 ×	______千克) =	______分钟
应消耗热量	每千克体重每分钟消耗的热量	现在体重	每天运动时间

1.应消耗的热量：运动疗法每天消耗的热量应占规定每天摄入总热量的10%~20%。此处采用15%进行计算。例如，对于规定每天摄入总热量为1600千卡的人来说，应通过运动消耗的热量为：1600×15%=240（千卡）。

2.每千克体重每分钟消耗的热量：从“每千克体重每分钟运动热量消耗表”中选择计划进行的运动，将相应的消耗热量填入上式。

3.现在体重：测量自己现在的体重，填入上式。

测脉搏，掌握运动强度

运动强度是影响健身效果的首要因素。强度过低，对身体的保健作用不明显；强度过高，会加重心脏负担。糖尿病患者在锻炼过程中可通过检查脉搏来监控运动强度。

糖尿病患者在运动前要正确评估自己的体质和病情；运动过程要随时注意自己的心率、脉搏、呼吸情况，切忌不顾身体状况盲目运动。一般可采用测量脉搏次数的做法来掌握运动强度。适度的运动强度如下表所示。

适度的运动强度参考标准（1分钟的脉搏次数）

年龄	轻度（适于无运动习惯的人）	稍强（适于有运动习惯的人）
20~29 岁	约 110	约 125
30~39 岁	约 110	约 120
40~49 岁	约 100	约 115
50~59 岁	约 100	约 110
60~69 岁	约 90	约 100

具体做法是运动之后，将手指放在手腕内侧，测量 15 秒的脉搏次数，将测量值乘以 4，然后再加 10，即可得到每分钟的脉搏次数。之所以要加 10，是因为在运动结束之后脉搏速度会立即下降，需要对其进行补偿。取 15 秒而不是 1 分钟来进行测量也是基于同样的道理。

按上述方法测量脉搏速度后，对照上表即可判断大致的运动强度，然后检查所选择运动方式的强度是否适合，并不断调整。

理想的运动效果是每次锻炼后微微出汗，身体感觉轻松舒畅，脉搏在 10 分钟内恢复，食欲和睡眠良好，次日精力充沛。这些现象说明身体对运动完全适应。如果锻炼后出汗较多，头昏眼花，胸闷气促，食欲不佳，脉搏在15分钟内不能恢复到运动前的水平，次日感到全身乏力，表明运动强度或运动量过大，应减慢运动速度或减少运动持续时间。如果运动后身体无发热感，脉搏也无明显变化，并能在3分钟内恢复到安静心率，则说明运动强度或运动量不够，应提高运动强度或延长运动持续时间。

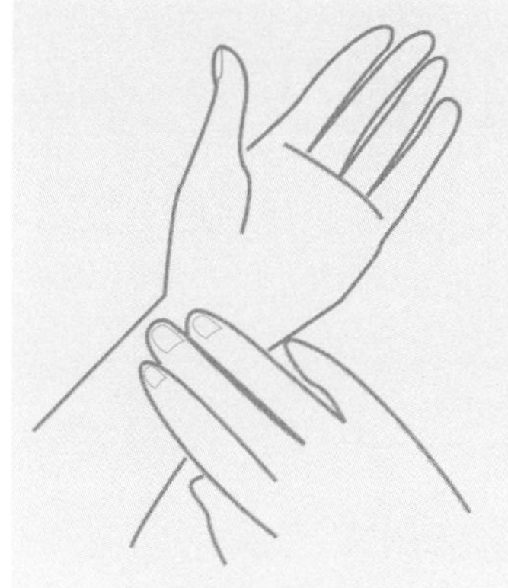

如图所示，将手指放在手腕内侧，测量15秒内的脉搏次数，将测量值乘以4，然后再加10，即可得到每分钟的脉搏次数。

医生提醒

心率是指心脏每分钟跳的次数。心律指心跳的节律性，包括心跳间隔和强度。心跳产生脉搏，一般情况下，脉搏的数值跟心率是一致的，正常值是每分钟60~100次。但有时脉搏数会小于心率，这在病态时出现。

正常人心跳是很规律的。如果扪及脉搏跳动不规律，则可能有心律失常；脉搏中如有提前的搏动伴有长的间歇，则可能为期前收缩；脉律绝对不齐，很可能是心房纤颤。总而言之，从脉搏的速度、节律以及强弱变化，可以看出很多病情的发生和发展。

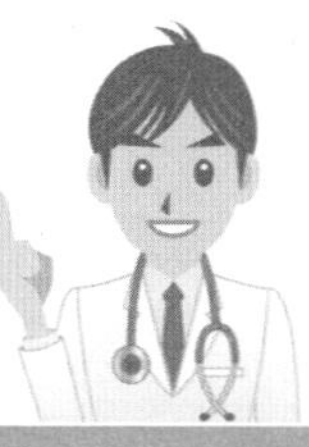

PART 2

"糖友"运动，有"法"可依

三项运动，一项也不能少

糖尿病患者的运动治疗方案包括运动前热身活动、运动锻炼和运动后放松活动三部分。

热身活动

运动前热身活动可选择步行、打太极拳、做保健操等，以5~10分钟为宜。

运动锻炼

运动锻炼选择中低强度的有氧运动，如快走、慢跑、跳绳、爬楼梯、跳舞、游泳、骑车、登山，以及进行各种球类运动等。运动过程中应避免强度过大的动作。

放松活动

运动后的放松活动可选择慢走、自我按摩等，以5~10分钟为宜。适当的放松活动可促进血液回流，防止突然停止运动造成肢体淤血、回心血量下降，以及由此引起的昏厥或心律失常。

三项运动，一项也不能少

注意事项知多少

1. 了解自己运动前、运动中、运动后的血糖变化。

2. 运动要有规律，强度应循序渐进。选择适合自己的运动，并合理安排时间，尽量做到运动时间和运动强度相对固定。

3. 随身携带易吸收的碳水化合物食物，如软饮料、葡萄干、饼干，以便出现低血糖情况时食用。

4. 佩戴胸卡，写上姓名、年龄、住址、电话等。

5. 穿舒适合脚的鞋，并注意足部护理。运动后仔细检查双脚，发现红肿、青紫、水疱、血疱、感染等，应及时处理。

降糖的黄金时刻：**餐后1~2小时**

糖尿病患者在实施运动疗法时，不仅要注意运动强度和持续时长，还应该学会选在正确的时间段内运动，以取得更加显著的疗效。

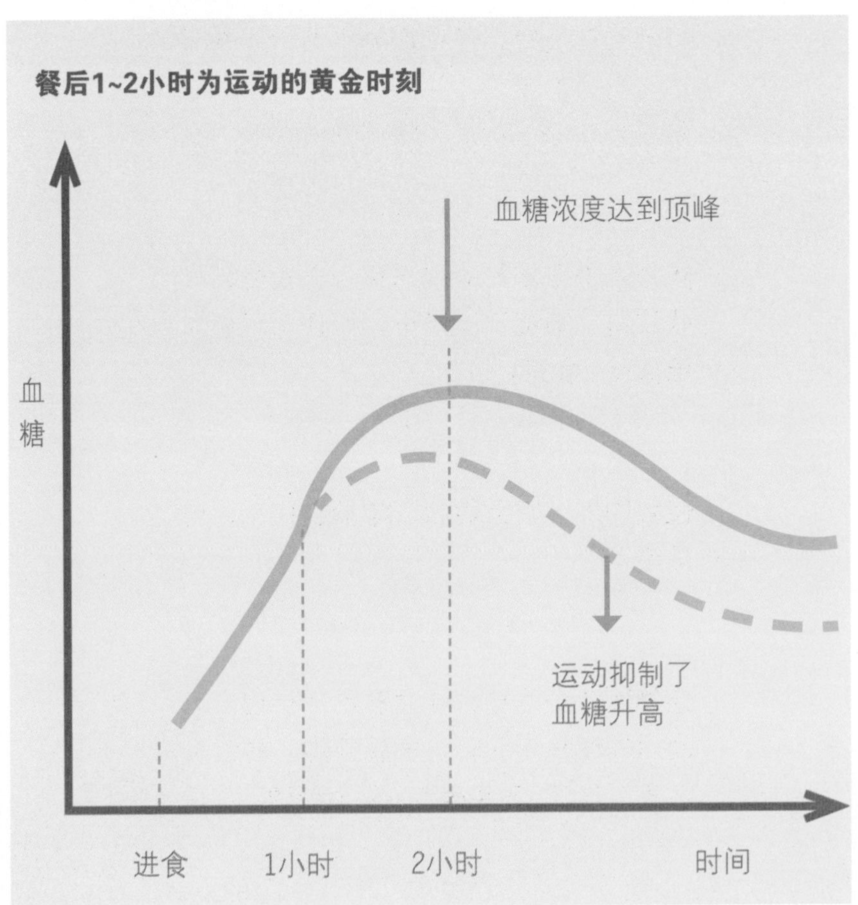

目前大多数医学专家持有的观点是：糖尿病患者应该在早餐或者晚餐后 2 小时内(30~90 分钟，普遍认为饭后 90 分钟开始较好)进行运动。

无论是否患病，餐前运动都是不提倡的做法，这会引起体内血糖异常波动，对身体造成危害。如果因为运动而推迟了服药或者进餐的时间，导致体内的血糖含量过低或过高，会对身体产生更加不良的影响，而餐后立即活动则会损害消化系统。

所以，餐后 1~2 小时以内才是运动的最佳时段。

链接 黄昏练，效果佳

黄昏，人的心率、血压最平稳，应激能力达到一天中的最高峰，体内化解血栓的能力也最强。所以这个时间段锻炼，人体舒适度最好，可以放松心情，消除白天的紧张情绪。

有些上班族下班时已错过黄昏时间怎么办？饭后进行有氧运动也是一个非常好的选择。而多数人晚餐后就是看报纸、电视，体力活动很少。晚餐后进行适度的运动有利于促进胃肠道蠕动，对降低餐后血糖和减轻体重十分有利。

然而要记住，暮练效果好并不代表越晚锻炼越好。因为晚上 10 点之后，人体生命体征逐渐趋于平静状态，为安眠做准备。如果这时进行运动，尤其是激烈运动，会使机体处于亢奋状态，以致影响睡眠及血糖、血压的平稳，所以建议糖尿病患者不要在晚上 10 点后运动。

运动间隔时间**不超过 3 天**

糖尿病患者参加体育锻炼应持之以恒，每周锻炼 3~5 次或以上，天天锻炼效果更佳。若不能坚持每天运动，就要注意最好不让运动的间隔时间超过 3 天，因为过长的间隔时间会削弱健身效果，并且不利于健身效果的累积。

一周 1 次的锻炼确实可以起到锻炼作用，但对于糖尿病患者来说，这种没有规律的运动方式对控制血糖不会起到很好的效果。

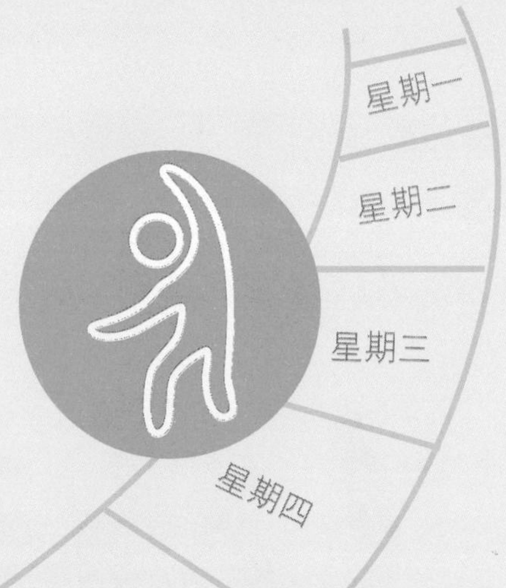
星期一
星期二
星期三
星期四

每周锻炼 3 ~ 5 次或以上，天天锻炼效果更佳。

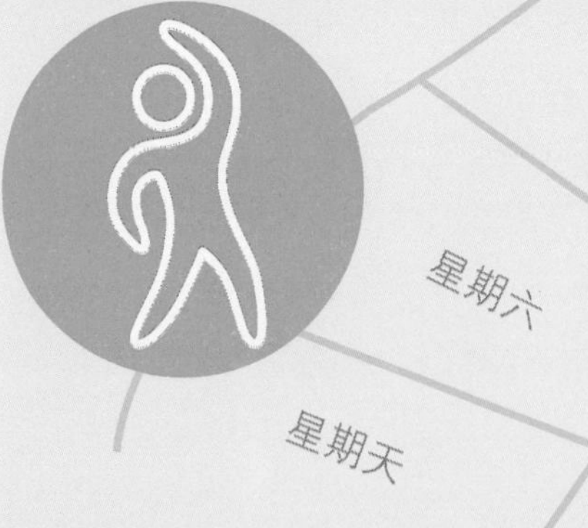
星期五
星期六
星期天

运动间隔时间不超过3天。过长的间隔时间会削弱健身效果，并且不利于健身效果的累积。

1 分钟快步走 120 步

糖尿病患者以中低强度的节律性运动为好。只要自我控制在“比较累又不太累，出一身小汗又不太难受”的程度，原来胖的能瘦下一点就有效。这里推荐一个简单而有效的运动方法——“1 分钟快步走 120 步”。

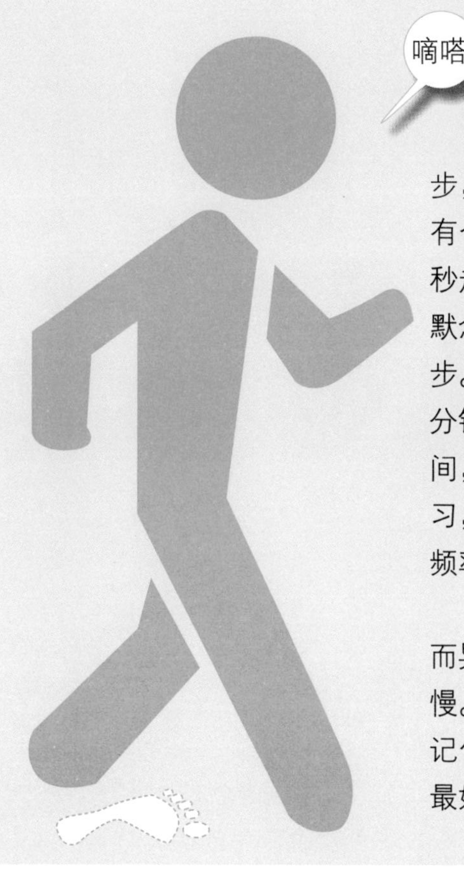

1 分钟快步走 120 步，怎样才能达标呢？有个窍门，就是练习 1 秒走 2 步，可以在心里默念“嘀嗒”，同时走 2 步。第一天可以练 2 分钟，以后逐渐延长时间，经过一段时间的练习，就能够掌握迈步的频率了。

提示：步速因人而异，老年人可适当放慢。运动时切忌盲目，记住，“最适合的就是最好的”。

简易椅操轻松做

下面介绍一种可以轻松在家完成的简易椅操。每个动作可做 8 次。

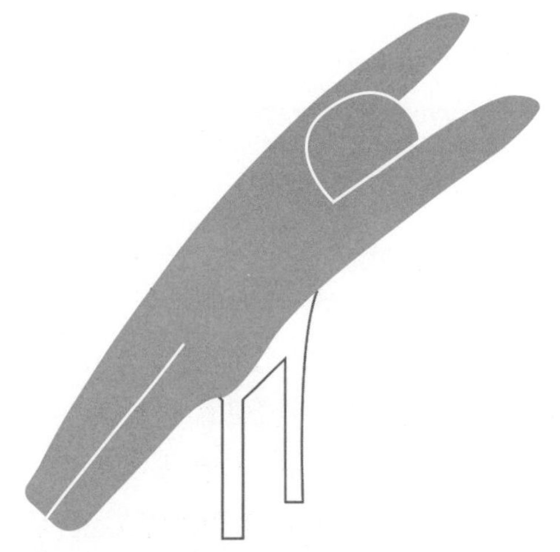

1.伸展四肢。

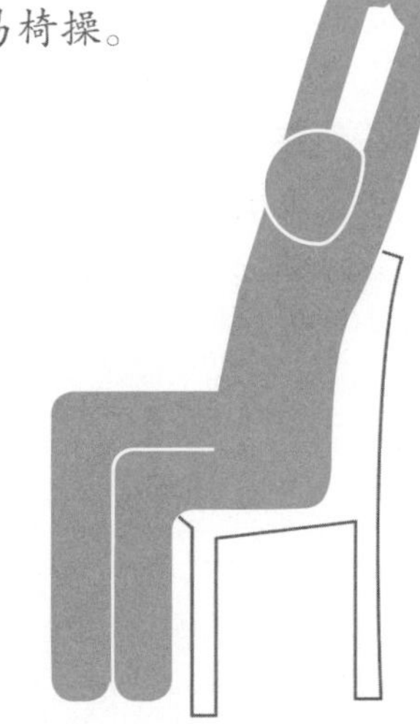

2.手在头上交叉，向上伸展。

3.双腿交替上抬，抬起后保持静止数秒。

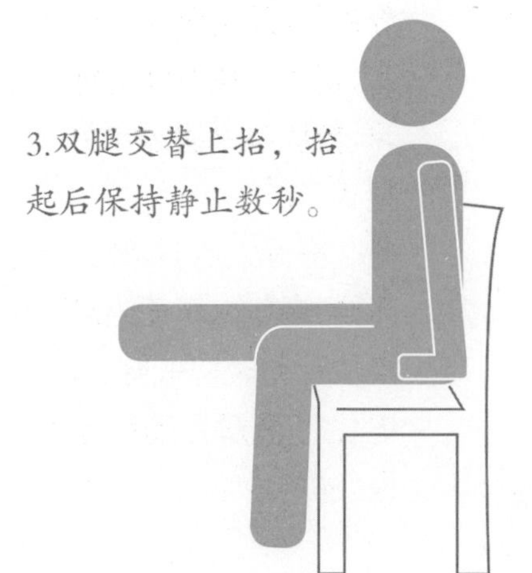

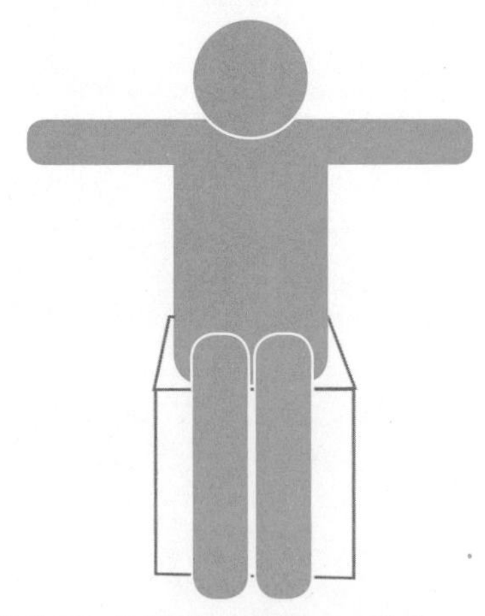

4.两臂按照“水平、头上、前方、头上”的顺序进行重复动作。

警惕低血糖

低血糖是在运动过程中很容易出现的一种情况，运动过量或者运动方法不对都有可能给低血糖乘虚而入的机会。

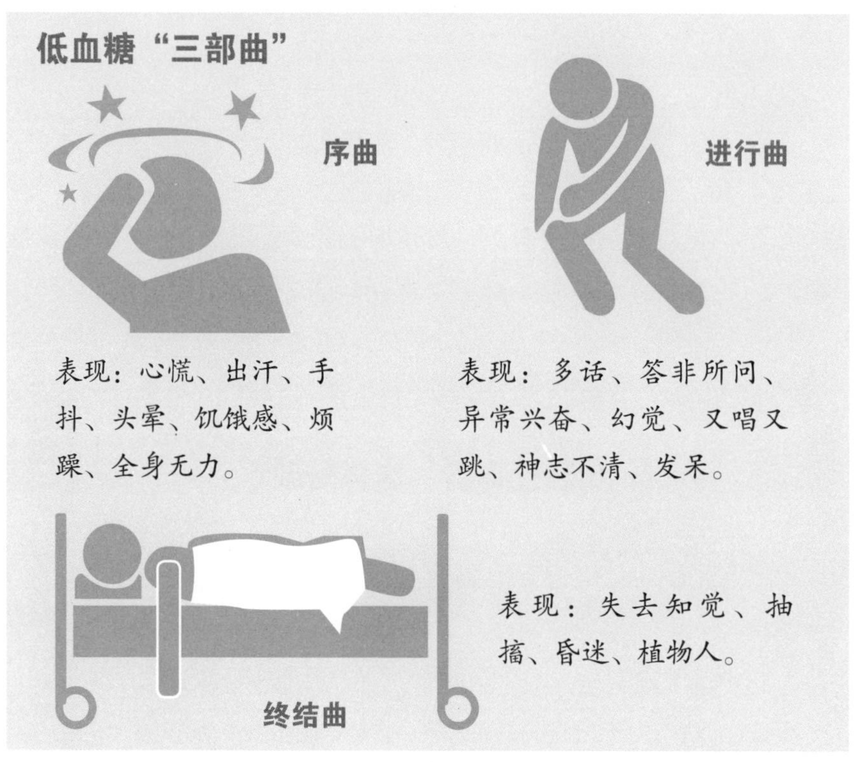
低血糖“三部曲”
序曲
进行曲
表现：心慌、出汗、手抖、头晕、饥饿感、烦躁、全身无力。
表现：多话、答非所问、异常兴奋、幻觉、又唱又跳、神志不清、发呆。
表现：失去知觉、抽搐、昏迷、植物人。
终结曲

低血糖的标准为血糖水平低于 3 毫摩尔 / 升。低血糖有“七十二变”的本事，表现多样，总结一下可称其为“三部曲”。

首先是“序曲”（较轻的表现），出现心慌、出汗、手抖、头晕、饥饿感、烦躁、全身无力等表现。如不处理，血糖继续下降，就步入“进行曲”（较重的表现），可出现各种精神改变的表现，如多话、答非所问、异常兴奋、幻觉、又唱又跳、神志不清、发呆等，此时常被误认为精神病而贻误治疗。如果这时还不处理，血糖继续下降，那低血糖就要下“黑手”了，下一步就到了“终结曲”（最严重的情况），患者会完全失去知觉、抽搐、昏迷，最后变成植物人，甚至死亡。不过不用担心，这种情况极少发生，只要尽早识别低血糖症状，及时处理，完全可以避免严重低血糖的发生。

许多病史超过 5 年的糖尿病患者，最初血糖偏低时会出现饥饿、出汗、焦虑以及心率增大等，但到后来这些症状越来越不明显，甚至有时会毫无察觉，而有的时候仅仅是发困想睡觉。

若是在识别低血糖方面有困难，最简单的办法就是：如果家人发现患者有和往常不一样的言行举止等，就立即测一下血糖，看看到底是不是低血糖。若当时没有条件测定血糖，也可进食一些含糖的食物（如糖果）或含糖饮料。如果症状缓解，那么低血糖的可能性很大。

出现低血糖，这样处理

若患者怀疑自己出现低血糖，可先自测一下血糖（看是否低于或接近3.9毫摩尔/升）。一旦发生低血糖，可立即喝点糖水（用15~20克食糖冲水喝）或饮1/3~1/2杯含糖汽水，或者吃2粒糖或2块饼干等。但要提醒一点，对于服用α-糖苷酶抑制剂（如阿卡波糖或伏格列波糖）者而言，进食难以纠正低血糖，必须直接饮用葡萄糖水。

运动效果怎么看

运动疗法的效果因人而异。有些人运动后效果很快就会出现,有些则需要持续一段时间后才会慢慢出现。

较早出现的效果

◎ 尿酸值水平得到纠正。

◎ 身体脂肪有所减少。

◎ 血糖值水平得到纠正。

◎ 腰围变小。

逐步出现的客观效果

◎ 体重逐渐接近标准体重。

◎ 糖化血红蛋白和糖化白蛋白的数值等得到纠正。

◎ 运动后的脉搏速度比最初开始运动时逐渐降低。

◎ 身体不易积存脂肪。

◎ 血液中的中性脂肪含量得到改善。

◎ 有益的 HDL 胆固醇增加。

逐步出现的主观效果

◎ 运动变得更为轻松。

◎ 感觉运动量有所不足。

◎ 运动时及运动后感觉很舒畅。

◎ 运动后的疲劳感减少,肌肉疲劳不会持续到第二天。

◎ 便秘和失眠得到改善。

◎ 体力增强,自信心增强。

小结

1. 高强度运动会导致血糖升高，因此，糖尿病患者在锻炼时，应选择中等或中等以下强度的有氧运动，如疾行（快速步行）、慢跑、做广播体操、骑自行车、游泳等。

2. 运动强度是影响健身效果的首要因素，糖尿病患者在锻炼过程中可通过检查脉搏来监控运动强度。

3. 运动时，随身携带易吸收的碳水化合物食物，如软饮料、葡萄干、饼干，以便出现低血糖情况时食用。

4. 餐后 2 小时是运动的最佳时段。

5. 糖尿病患者参加体育锻炼应持之以恒，每周锻炼 3~5 次或以上，天天锻炼效果更佳。

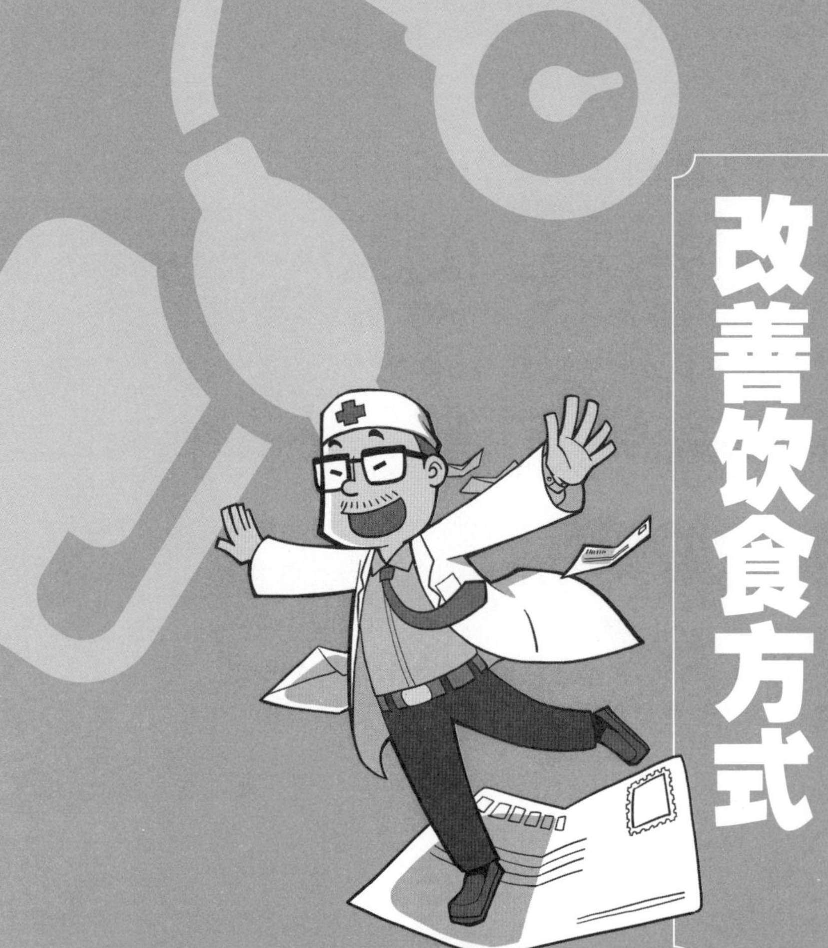

改善饮食方式

饮食篇

PART 1
确定适合自己的饮食量

饮食量，适合你的才好

当确诊为糖尿病后，医生会根据患者的年龄、性别、身高、体重、日常活动量、血糖值、并发症等情况，在处方中注明每天饮食所需的总热量。这是为了保证患者健康所需的最佳饮食量。

掌握热量计算的方法

为了抑制血糖值过高，需要了解正确的每日摄取总热量。通常情况下，男性的每日摄取总热量为1400~1800千卡，女性为1200~1600千卡。具体到每个患者，其摄取热量值可按照下式进行计算：

每日所需热量（千卡）= 标准体重 ×1千克标准体重所需热量

标准体重的计算方法有很多种，现在通常采用以BMI指数（体重指数）为基础的下列公式进行计算：

标准体重 = 身高（米）× 身高（米）×22（标准体重指数）

成人每千克体重每天所需热量为25~30千卡，肥胖和高龄人群为25千卡，偏瘦和较年轻的为30千卡。根据劳动强度不同，所需热量也不同，具体可参考下表。

劳动强度	对象	每千克标准体重每日所需热量
轻度劳动	事务人员、教师、文员、家庭妇女、轻体力劳动者	25~30千卡
中度劳动	活动量较多的工人、销售人员	30~35千卡
重度劳动	体育运动员、重体力劳动者	35千卡以上

下面以身高1.7米，主要从事文案工作的体格略胖的男性工薪族为例，计算每日的摄取总热量。

首先计算标准体重：1.7×1.7×22 ＝ 63.58（千克）。

其次，确定每千克标准体重每日所需热量。由于其劳动强度不大，加上属于偏胖的体格，于是取25~35千卡的下限即25来计算每日摄取总热量：63.58×25 ＝ 1589.5（千卡）。

对照以上例子，可以尝试计算自己实际每日所需摄取的总热量。

每个糖尿病患者都需要饮食疗法

通常，糖尿病患者中肥胖或偏肥胖的人较多，采用饮食控制，体重会有明显减轻。饮食疗法的目的不局限于减少食量，还包括纠正营养失衡、暴饮暴食、进食速度过快等不良饮食习惯。

因此，即使是标准体重或略偏瘦的糖尿病患者，仍然需要进行饮食疗法。

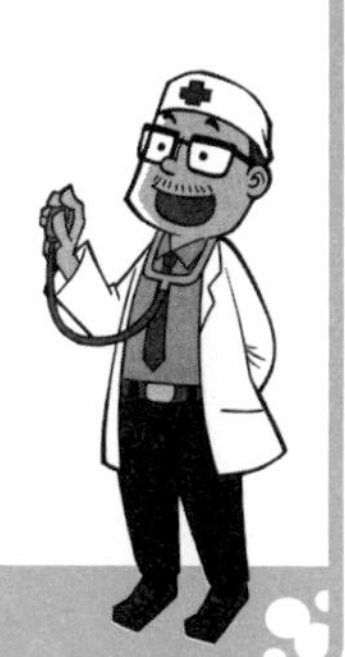

合理搭配**营养**

采用适合自己的饮食量时，为了充分获得人体所需的各种营养成分，需要在考虑营养搭配的基础上进行饮食。

三大营养物质的理想比例

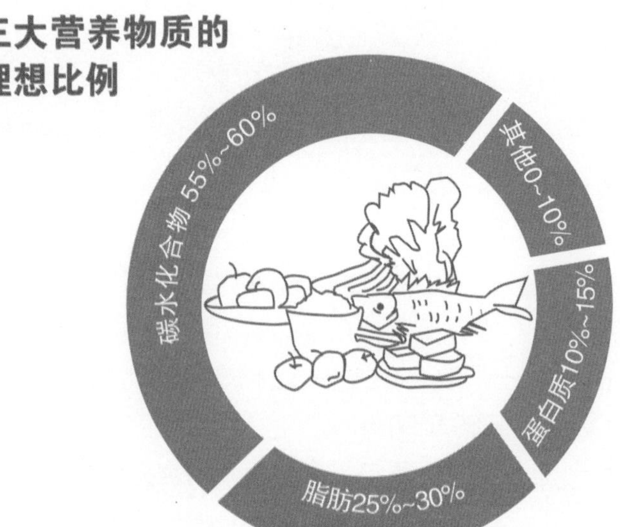

一般，我们把能够提供热量的食物分为三大类营养素：碳水化合物、脂肪和蛋白质。蛋白质主要由肉、蛋、奶和五谷类提供，脂肪由油类食物（包括动物油和植物油）提供，碳水化合物主要由五谷类提供。

在每天摄入的总热量中，三大营养物质的理想分配比例是：蛋白质 10%~15%，脂肪 25%~30%，碳水化合物 55%~60%。在保证三大营养物质摄入量的同时，为了有效利用这些营养成分，还应补充维生素和矿物质。蔬菜、海藻、蘑菇等富含维生素和矿物质的食品通常属于低热量食品，即使大量食用也不用担心会超出每日摄入总量的规定值。

掌握“食物交换份”

生活中的食物太丰富多彩了，难以一一规定可否食用，因此向大家推荐“食物交换份”的方法来控制饮食，这样可以使饮食更加多元化，在控制热量的同时还可以享受高质量的生活。

食物交换份指的是，将每种能产生90千卡热量的食物质量作为一个交换份。而食物交换份法指的是，将食物按营养特点分为不同的类别，然后在每一类食物中，按照交换份进行相互间交换的方法。

相互交换的同类食物是以一份一份来算的。对不同食物来说，虽然一份所含的食物质量不同，但它们产能相等，营养价值也基本相等。

例如，将瘦猪肉作为肉蛋类的标准交换份，一份瘦猪肉（50克）可提供热量90千卡，那么，通过计算可提供同等热量的食品为：瘦牛肉50克、排骨70克、鸡蛋60克、草鱼80克等，它们都为一份，可直接交换。

也就是说，瘦猪肉50克和草鱼80克，为身体提供的营养成分大致是相同的，对身体代谢的影响也基本相似。

食物交换的原则是：同类食品可以互换，非同类食品不得互换；在不增加全天总热量的情况下进行食物交换。

可供交换的食物举例

（均为一个交换份，每份产生热量 90 千卡）

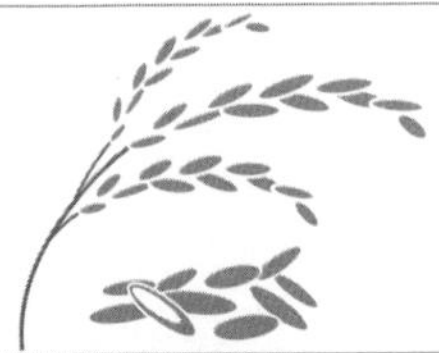

主食类：大米（或小米、干玉米、面粉、米粉、通心粉、饼干）25 克，可换生面条 30 克，馒头 35 克，咸面包 37.5 克。

蔬菜类：白菜（或青菜、菠菜、芹菜、韭菜、冬瓜、黄瓜、苦瓜、茄子、番茄、绿豆芽、鲜蘑菇）500 克，可换成南瓜 350 克，荷兰豆（或扁豆、四季豆）250 克，胡萝卜（或洋葱）200 克。

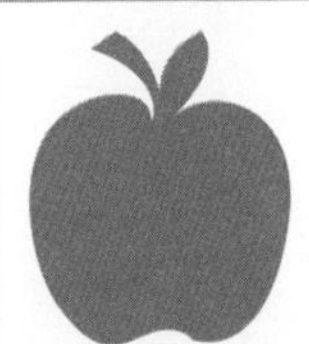

水果类：苹果（或李子、荔枝）200 克，可换成西瓜 750 克，草莓（或阳桃）300 克，甜橙 350 克，鸭梨（或橘子）250 克。

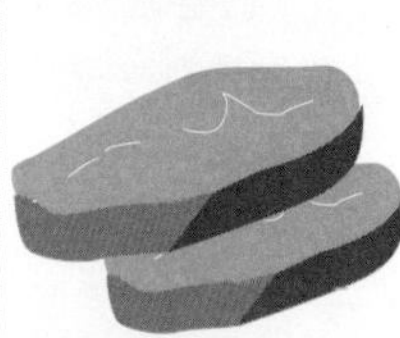

肉蛋类：瘦猪肉（或瘦牛肉、鸡肉、鸭肉、鹅肉、豆腐干、豆腐丝）50 克，可换成鲫鱼（或鲤鱼、草鱼、带鱼、虾）80 克，鸡蛋（带壳，中等大小）60 克，黄豆 20 克。

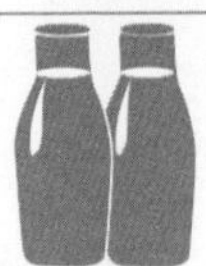

奶类：奶粉 20 克，可换牛奶 160 克，酸牛奶 130 克。

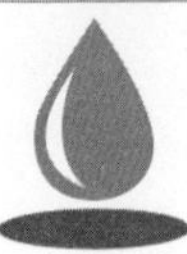

油脂类：花生油（或麻油、玉米油、菜籽油、葵花籽油、黄油、猪油）10 克，可换杏仁（或核桃仁）15 克。

为自己编制**每日食谱**

合理的糖尿病饮食疗法,应遵循总量合理、营养均衡的个体化原则,即按照一天的总摄取热量,制订出适合个人的标准总热量。

巧编食谱五步骤

理解了食物交换份,接下来就要实战一番了。

以身高1.7米、主要从事文案工作的体型略胖的男性工薪族为例,来看看如何利用食物交换份来丰富餐桌。其食谱编制可分五步走。

第一步 计算一天所需总热量

首先要知道自己一天所需的总热量。由于每一份食物产生90千卡热量,因此便可以知道自己要吃多少份食物,并可计算出每天所需食物的总质量。计算一天所需总热量的方法,前文已有介绍。

第二步 分配各类食物份数

由前文可知,该男性工薪族每日所需总热量约为1600千卡。那么,他每日的食谱可这样分配:

主食类	蔬菜类	水果类	肉蛋类	奶类	油脂类	合计
9份	1份	1份	3份	1.5份	2.5份	18

第三步 把食物份数换算成实际质量

例如：大米225克（9份，每份25克），青菜500克（1份），瘦肉150克（3份），牛奶250克（1.5份），苹果200克（1份），花生油25克（2.5份）。

第四步 分配三餐

将食物的具体重量分配到一日三餐中。最常见的分配方案是：早餐1/5、午餐2/5、晚餐2/5。也可根据工作和生活的需要，适量增加午餐的营养摄取量，减少晚餐的营养摄取量。因此，可选择早餐4份，中晚餐各7份。具体可这样分配：

时间	主食类	蔬菜类	水果类	肉蛋类	奶类	油脂类	合计
早餐	大米 50克 （2份）			瘦肉 25克 （0.5份）	牛奶 250克 （1.5份）		4份
午餐	大米 100克 （4份）	青菜 250克 （0.5份）		瘦肉 50克 （1份）		花生油 15克 （1.5份）	7份
晚餐	大米 75克 （3份）	青菜 250克 （0.5份）	苹果 200克 （1份）	瘦肉 75克 （1.5份）		花生油 10克 （1份）	7份

经过以上步骤，食谱便编制好了。但由于食谱单调，很多人放弃了饮食的支持治疗。其实，食物交换份还有一个更重要的用途，那就是将已有的食谱换算出更多的食谱。因此，接下来是——

第五步 根据需要，调整食谱

1. 各类食物份数的变换:

前面的例子确定了1600千卡热量的各类食物份数分配,但这只是为了计算方便而确定的。18份的食物交换份也可以制订为:主食类10份,蔬菜水果各1份,肉类3份,奶类1份,油脂类2份;还可以为:主食类9份,蔬菜水果各1.5份,肉类3份,奶类1.5份,油脂类1.5份等。

当然,这也不是随意交换,总的原则是平衡膳食,不能“厚此薄彼”,以免造成营养失衡。

2. 食谱中食物的变换:

一份食谱可以用一天、一周,但若用一个月,估计常人都会受不了。而食物交换份就帮我们解决了这一问题。

比如食谱中1份的肉类,可以是50克瘦肉,也可以是50克排骨,还可换为80克带鱼,甚至也可以是25克排骨加40克带鱼;不愿吃米饭,可以换成等值的面、粉、馒头等;至于蔬菜水果的置换就更为容易。如此做法,每日的热量相同,食谱却千变万化。

这样的食谱,既科学又营养,还不至于每天重样儿。因此,只要大家有心,在医生的指导下能够搭配出更多、更美味的糖尿病营养餐,就不必为食物单一、索然无味而苦恼,不必终日为了控制血糖而吃得不开心。掌握好饮食搭配,就能吃得好、喝得好,血糖也能控制好!

PART 2

改善饮食，从现在开始

解读血糖生成指数

糖尿病饮食离不开“血糖生成指数”（GI）这个概念，因为我们吃进肚子里的任何食物都与血糖息息相关。

血糖生成指数与时间的关系

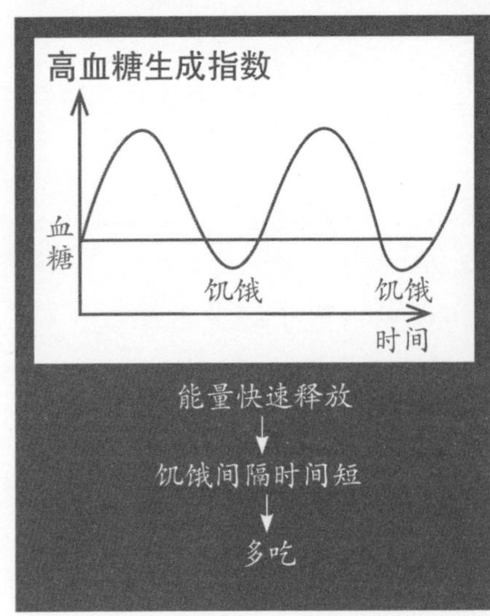

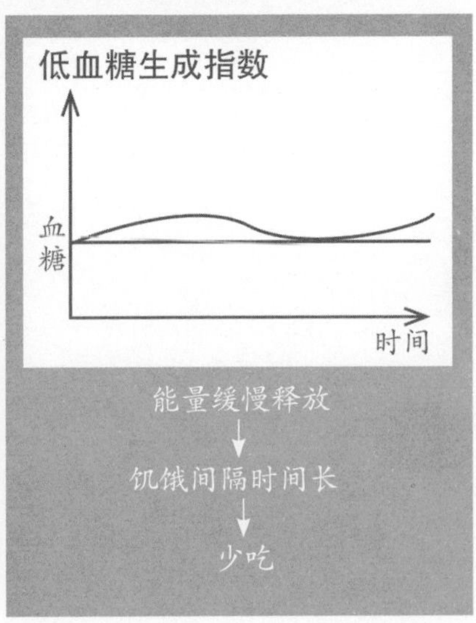

食物的血糖生成指数，是指一种食物能够引起餐后血糖升高多少的能力。一般而言，高血糖生成指数食物的血糖生成指数大于70，它们进入胃肠后消化快，吸收率高，葡萄糖释放快，血糖升高快；血糖生成指数小于55的食物为低血糖生成指数食物，它们在胃肠中停留时间长，吸收率低，葡萄糖释放缓慢，相对而言，对餐后血糖升高影响较小。

低GI	＜55
中GI	55~70
高GI	≥70

我们一般把血糖生成指数在55以下的食物称为低GI食物；血糖生成指数在55～70之间的食物称为中GI食物；血糖生成指数在70以上的称为高GI食物。

人如果吃了高GI食物，其生成的葡萄糖进入血液后很快出现高峰。血糖上升过快过高会对原已有不同程度损伤的β细胞造成挑战和不良的强刺激，一方面使已受损或分泌高峰延迟的β细胞负荷过重，不能胜任正常负荷的糖代谢功能；另一方面也会造成当时的血糖升高，而高血糖对机体各器官的组织细胞造成不同程度的损害。

而低GI食物，其生成的葡萄糖进入血液后的速度慢、峰值低。这为分泌高峰延迟、已受到损伤的胰岛β细胞能很好地利用、氧化葡萄糖，并使餐后血糖不至于上升过高过快，为进行正常糖代谢提供了可能。

因此，了解食物升糖指数，合理安排膳食，对于调节和控制人体血糖水平发挥着重要作用。

除了食物的种类以外，其生熟的程度、加工的方法以及食物中颗粒物所占比例等，也对其血糖生成指数有影响。食物加工时间越长，温度越高，血糖生成指数就越高；反之就越低。如稀大米粥，其血糖生成指数就相当高，甚至有人比喻为“和喝糖水差不多”。淀粉颗粒越大，血糖生成指数就越低；食物中颗粒物所占比例越高，血糖生成指数也就越低。

链接 小窍门自制低GI食物

1. “粗”粮不要“细”做：

控制粮食碾磨的精细程度非常关键。以面包为例，白面包血糖生成指数高，提倡用粗制粉或带碎谷粒制成的面包代替精白面包。

2. 简单就好：

在厨房要“懒”点，蔬菜能不切就不切，豆类能整粒吃就不要磨。一般薯类、蔬菜等不要切得太小或制成泥状。宁愿多嚼几下，让肠道多运动，对血糖控制有利。

3. 多吃膳食纤维：

可溶性膳食纤维有许多种，日常可直接买到的有魔芋，另外，可多食用天然膳食纤维丰富的蔬菜，如芹菜、竹笋等，木耳、菇类也是膳食纤维的较好来源。

4. 增加主食中的蛋白质：

如强化蛋白质的意大利细面条、加鸡蛋的小麦扁面条，其血糖生成指数均小于55。饺子是北方常见食物，其蛋白质、纤维都高，也是低GI食品。

5. 急火煮，少加水：

食物的软硬、生烹、稀稠、颗粒大小对血糖生成指数都有影响。加工时间越长，温度越高，水分越多，糊化就越好，食物血糖生成指数也越高。

6. 吃点醋：

食物经发酵后产生酸性物质，可使整个膳食的食物血糖生成指数降低。在副食中加醋或柠檬汁是简便易行的方法。

7. 高低搭配：

高、中血糖生成指数的食物与低血糖生成指数的食物一起，可以制作一个中血糖生成指数膳食。而"高"与"高"在一起当然就只能是"高"了。

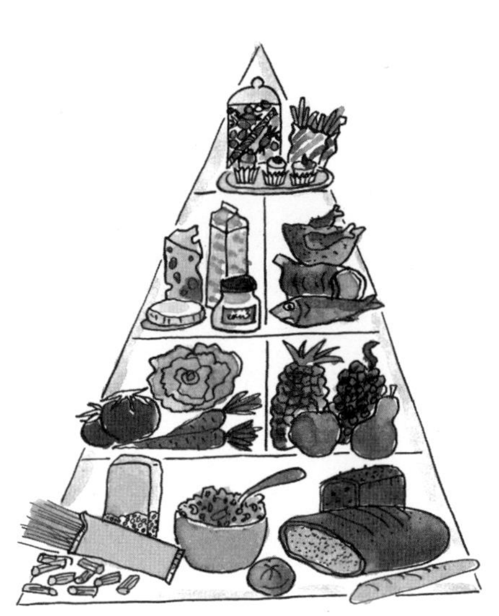

吃水果，要有选择性

水果甜甜的、水水的，糖尿病患者对水果总是又爱又恨，既爱它的甜，也恨自己无法享用它们。那么，糖尿病患者究竟适不适合吃水果呢？

要回答这个问题，先要了解水果中含有的糖分种类及其对糖尿病的影响，了解哪些是不影响糖尿病血糖水平的水果。

首先，糖尿病患者完全戒避水果是不正确的，因为水果中含有大量的维生素、纤维素和矿物质，这些对糖尿病患者是有益的。水果中含的糖分有葡萄糖、果糖和蔗糖，其中果糖在代谢时不需要胰岛素参加，所以，糖尿病患者在血糖已获控制后无须一概排斥水果。再者，水果中含糖量多寡不一，所以不可等同看待。

每百克水果糖含量在 10 克以下的有：青梅、西瓜、甜瓜、橙、柠檬、桃、李、杏、枇杷、菠萝、草莓、甘蔗、樱桃、橄榄等，这些水果糖尿病患者可以选用。

含糖量在 11~20 克的有：香蕉、石榴、柚子、橘子、苹果、梨、荔枝、芒果等，这些水果就得小心选用。

超过 20 克的有：枣（特别是干枣和蜜枣）、柿饼、葡萄干、杏干、桂圆等，其含糖量甚高，糖尿病患者禁忌食用。

另外，不少蔬菜可作为水果食用，如西红柿、黄瓜、菜瓜等，每百克食品糖含量在 5 克以下，又富含维生素，完全可以代替水果，适合糖尿病患者食用，可予推广。

吃水果，注意三点

适量的水果可以满足患者对甜味的需求和减少饥饿感，但应注意多数水果中含有较多的果糖和葡萄糖，它们能被机体迅速吸收，引起血糖增高。因而吃水果应注意以下原则：

要少吃，切莫一次大量地吃。一天的水果量以 100 克以内为宜。最好还是试探着吃，即在吃后 2 小时测血糖。若血糖增加则须减量；如水果减量后血糖仍高，应适当减少主食量。

切忌空腹吃及餐后吃。可在两餐之间或睡前进食。一般上午 9 点到 9 点半，下午 3 点到 4 点，晚上 9 点左右进食为宜。

视病情而吃。血糖控制不好（不稳定，时高时低或血糖居高不下）时少吃，或者不吃。尽量少吃含糖量较高的水果，如甜的葡萄、香蕉、荔枝、红枣等。

如非常想吃，一定要控制量和把握吃的时间，在血糖控制好的阶段，也就是一天中血糖开始回落时，如三餐后 3 小时左右吃。例如大枣吃 1~2 颗，如血糖仍控制较好，则可增加 1 个。如此探索适合自己的最佳食量。

最佳选用：选择瓜果类蔬菜替代水果，以黄瓜、西红柿为上选。

推荐选用：青瓜、西瓜、橙子、柠檬、桃、李、杏、枇杷、菠萝、草莓、樱桃等。

慎重选用：香蕉、石榴、甜瓜、橘子、苹果、梨、荔枝、芒果等。

禁止选用：大枣、桂圆等。对此类水果最好能克制自己，尤其是用高浓度糖水加工制成的蜜枣、杏干、桃干等果脯或柿饼、葡萄干等最好别吃。

糖尿病食品，选购要用心

在医学上，食品分类中并没有“糖尿病食品”这一概念，只是商家把那些宣称不含糖且加有调节血糖成分的食品称为“糖尿病食品”。大致可分为无糖食品和降糖食品两类。

无糖食品

提到无糖食品，消费者通常认为不含任何糖类，实际上，它们只是不含葡萄糖、果糖、麦芽糖、蔗糖等。许多无糖食品口感也很香甜，这是因为加入了代糖（如木糖醇）。代糖对血糖基本没有什么影响，但甜度不亚于普通白糖。

市面上的无糖面包、糕点，本身是用粮食做成的，与米饭、馒头一样，吃进人体内也会分解成葡萄糖，导致血糖升高。因此，即便是无糖，也不能不加节制地食用，否则也有可能引起血糖急剧升高。

降糖食品

降糖食品是特指增加了有调节血糖、血脂和免疫功能成分的食品。以添加膳食纤维的食品最多见。膳食纤维具有一定的减缓血糖升高和防治便秘的作用。但并不是膳食纤维吃得越多，餐后血糖就降得越多。另外，一些降糖食品中加入的某些降糖微量元素，可能会对人体产生蓄积中毒作用。微量元素，顾名思义，人体对其只是微量需要。如果加入降糖食品中，天天吃、大量吃，就不是“微量”了，很可能会“过量”。此外，经过治疗后，糖尿病患者的尿多症状得到改善，微量元素随着尿液丢失渐渐减少。随着尿量恢复正常，原先出现的微量元素缺乏症也会逐渐得以改善并恢复正常水平。若特意补充之，长期服用添加微量元素的降糖食品，尤其是老年人或肾功能欠佳者，就有可能造成蓄积，加重肾损害。

如何挑选糖尿病食品

像对待普通食品一样对待糖尿病食品。糖尿病食品不是降糖法宝，亦不能代替药物，甚至不可替代日常的天然食物。谷类、蔬菜、水果、肉类等天然食品仍然是糖尿病患者的主要食品，不可因为吃了糖尿病食品，就任意少吃或不吃这些天然食品。

有计划地进食。糖尿病食品如果吃得太多，或者在计划饮食之外进食，都可造成全天能量超标，进而致使血糖增高，体重增加。糖尿病食品要与同类的普通食品进行食品交换，并列入全天的食谱之中。

认真看包装上的营养标签。许多糖尿病食品只是减掉了糖，脂肪含量却不低，可间接导致血糖升高。如果看不懂食品标签，可以请教专业营养师。

根据需要选择。对于平时很少吃粗杂粮和蔬菜的患者而言，可选择添加膳食纤维的糖尿病食品，反之，就不必刻意吃这类糖尿病食品。对于老年人或消化功能差的人，要少吃添加较多膳食纤维的食品。因为太多的膳食纤维会带走其他营养成分，影响吸收，引起营养不良。

孕妇慎吃。孕妇饮食应咨询糖尿病专家和产科专家。

饮酒，原则上禁止

糖尿病患者，能不能喝上几杯酒呢？有人认为，适量饮酒可活化血管，对改善糖尿病患者的血管病变有所帮助。这种看法可能有一定道理，但总的来说，酒精对糖尿病患者是弊多利少。

糖尿病患者饮酒害处多

酒的种类很多，但其主要成分是酒精（乙醇）。如鲜啤酒含3.1%~3.5%的酒精，白葡萄酒含12%，红葡萄酒含14.4%，苹果酒含15%，白兰地含40%，二锅头酒精含量则高达65%。

长期大量饮酒对健康人影响很大，对糖尿病患者的危害就更大了。

酒精在肠道不经分解被迅速吸收，通过血液循环到达肝脏分解氧化成乙醛。乙醛在体内排出很缓慢，容易在体内蓄积，引起酒精中毒症状，如恶心、呕吐、头晕、头痛等等。

空腹饮酒容易发生低血糖。酒精可以抑制肝脏的糖原异生（指由脂肪等非糖物质转化为糖），以及糖原分解（指作为能量储备的肝糖原分解为葡萄糖）反应，使血糖自动调节机制受损，从而导致严重的低血糖。糖尿病患者喝酒时一定要吃主食，切忌晚餐空腹大量饮酒，尤其是那些晚上注射中、长效胰岛素，或服用优降糖的糖尿病患者，以免夜间发生严重低血糖。

糖尿病患者饮酒容易使血中甘油三酯浓度升高，加快肝脏中的脂肪合成和堆积，导致脂肪肝甚至肝硬化。另外，血脂升高，还能导致血管壁发生动脉硬化。

糖尿病患者常伴有高尿酸血症，饮酒可使血尿酸进一步升高，容易诱发或加重痛风。

酒精能直接损害胰腺，使原本受损的胰腺功能再遭重创，雪上加霜。

糖尿病患者过量饮酒，可造成酒精性酮症酸中毒，加上饮食无度（过饱或饥饿）、中断使用降糖药物或伴发感染等，也可加重糖尿病病情，严重的甚至危及生命。

适量饮酒的"保险锁"

从长远来讲，糖尿病患者应彻底戒酒，但从现实情况看，存在一定难度，在一定的条件下少量饮酒还是允许的。因此，我们的健康宣言是：戒烟限酒。

糖尿病患者适量饮酒的条件是：

1. 血糖控制良好。
2. 无糖尿病严重并发症，不合并其他严重疾病。
3. 肝功能正常。
4. 非肥胖者。
5. 已经征得主治医生的同意。

符合上述条件的糖尿病患者，若想饮酒，宜选择含糖度低的干红、干白类葡萄酒，其他如啤酒等酒精度数较低的酒也可适当饮用。酒量应控制在以下范围：30 度烧酒 80 毫升，或啤酒 400 毫升，或葡萄酒 200 毫升，或威士忌 70 毫升。当然，此量为每次最大允许量，实际饮酒量宜减半，每周饮酒不应超过 2 次。啤酒虽然酒精含量低，但总热量高，多饮可以导致血糖控制不良，而且特别容易诱发痛风，因此也不宜多饮。

同时，要避免空腹饮酒，以防出现低血糖。饮酒时也要注意控制饮食，以免影响糖尿病的饮食治疗。同时还要限制每周的饮酒次数，以保护肝功能。

每次饮酒的最大允许量

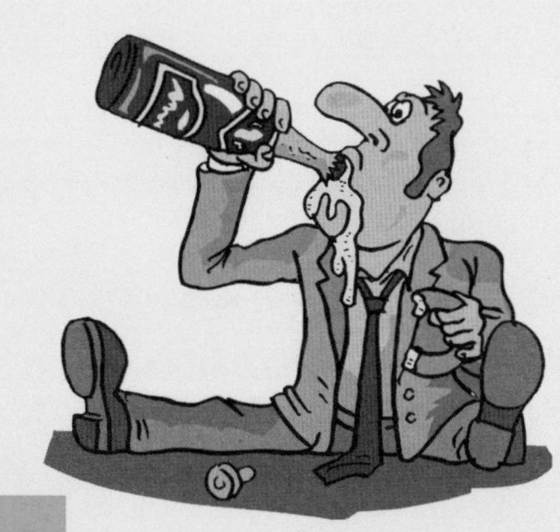

啤酒	葡萄酒	30度烧酒	威士忌
（400毫升）	（200毫升）	（80毫升）	（70毫升）

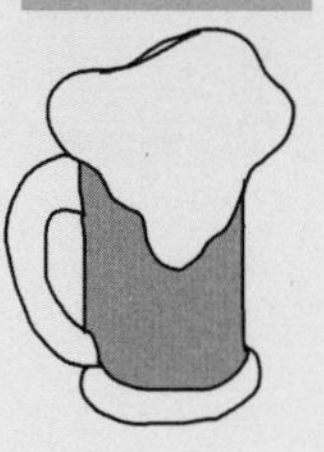
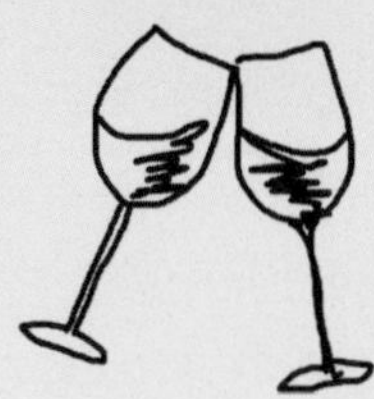
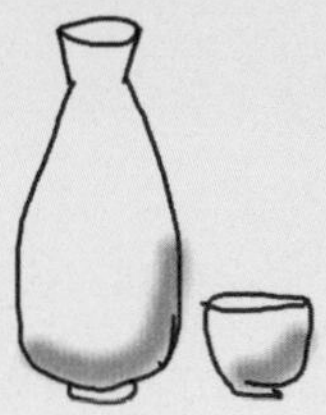
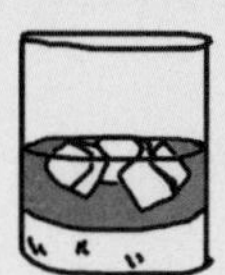

"糖友"赴宴，"四少四多"

现代人的社交机会很多，不少人经常宴请宾客或被宴请。糖尿病患者赴宴时，想要既表现得热情好客、落落大方，又确保吃得心中有数，这确实需要掌握一定的技巧。

首先，可以明确告诉宴请方自己患有糖尿病，必须严格按照医生制订的饮食疗法进食，使宴请方不会进行劝食、劝酒，甚至夹菜。然后，要学会在丰盛的餐桌上既吃得轻松愉快，又心中有数而不过量。下面几招宴席小贴士，既简单又实用，而且很有效。

第一招：少吃多尝

少吃多尝就是对上来的每一道菜只动一次筷子，尤其是高糖和油腻的菜式，更应该像蜻蜓点水般浅尝辄止。这样每道菜式都尝过，既给宴请方面子，又避免吃得过量。

第二招：少荤多素

多选择少油的蔬菜，对于肉类，牢记自己应吃的量，多选择鱼、虾、贝类及豆制品。

第三招：少精多粗

宴席上的主食多由精细面粉制作，食后血糖很快上升，故要尽量少食。不过，现在也流行全麦包、莜麦面、荞麦馒头、煮玉米等健康时尚的粗粮食品，不仅可以避免餐后血糖过快上升，而且，这些食品由于富含膳食纤维素，还具有调节血糖和血脂的作用。

第四招：少酒多茶

宴席上不可避免要饮酒助兴，特别是身为主管单位的领导，肯定人人都会来敬酒。酒可以喝，但一定要牢记最好不沾白酒，可选择含糖度低的干红、干白类葡萄酒或乙醇度数较低的啤酒，饮酒量应控制在半瓶啤酒或一杯（200 毫升）葡萄酒以内。避免空腹饮酒，以防发生低血糖。当然，最好是以淡茶代酒，也就是说“少酒多茶”。

另外，宴席上除了注意食物的选择外，还要记住进餐时要细嚼慢咽，如此既不失风度，也容易控制进食量。当然，如果盛情难却，或者宴席食物太有诱惑力，以致不小心吃过量，也不要心有余悸、耿耿于怀，因为懊悔的情绪同样可使血糖和血压升高。吃进去了就不要后悔，餐后做适量运动，可以降低血糖。

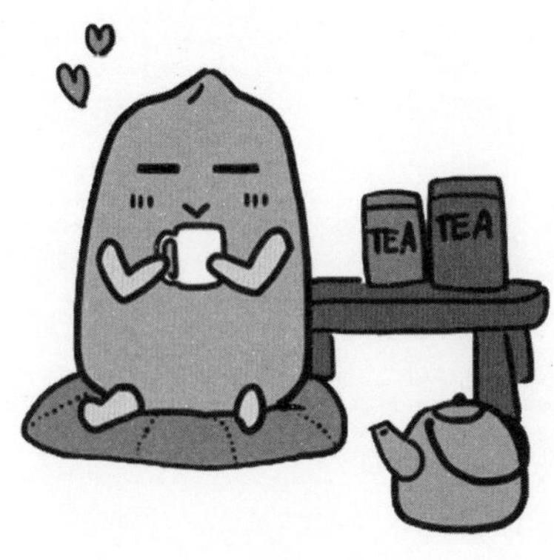

PART 3

糖尿病食谱大集合

学会和糖“交朋友”

饮食治疗是糖尿病治疗的方法之一，患了糖尿病就一定要严格控制饮食。但看着别人大快朵颐，吃得津津有味，自己却总是小心翼翼，这也不能吃，那也不能吃；一不小心吃多了，心里又打起了小鼓，担心血糖升高，后悔不已，真是备感煎熬，完全失去了享受美食的乐趣。

其实，这样的患者说到底还是不太懂得自己该怎么吃。糖尿病患者的食谱没有我们想象的那么复杂，它是所有想维持健康的人都应该遵守的食谱。我们要做的不是限制自己，而是改变自己，重建健康饮食习惯。

日常丰富的美食离不开糖。与其避开它，不如学着去和它“交朋友”。有糖尿病患者说：“糖尿病的确改变了我们的人生，但更坚定了我们享受生活的决心。既然我们的生活离不开糖，为何不和它交个朋友，善待糖、重视饮食，我们都能生活得很好！”

民以食为天。接下来我们将把那些经典的糖尿病食疗的例子说给大家听，把“抗糖英雄”们的私家珍藏拿出来分享，让患者吃到营养、吃到美味、“吃走”糖尿病。

“战糖”美女的**私家食谱**

在我国，糖尿病的发病已呈年轻化趋势，不少三四十岁的年轻人在体检中发现血糖升高，已成为糖尿病患病率增长最快的人群。

糖尿病人群年轻化是一个非常不好的现象，这些事业刚刚有所成就的年轻人在饮食上完全无法控制自己，病情也就在时光流逝中加剧了。不过，这群年轻人中也不乏血糖控制的成功者，下面这位“战糖精英”，是一个美女，体形削瘦、头发乌黑如瀑、皮肤白皙，一般人根本看不出她是一个糖尿病患者。她很关注自己的饮食，身高 1.6 米的她始终保持着 55 公斤左右的体重。

用心自制食谱

这位美女身高 1.6 米，根据前文介绍的标准体重计算方法，她的标准体重就是：1.6×1.6×22 ≈ 56 千克；作为一个作家，她属于轻体力劳动者，每日所需能量为 56×25 ＝ 1400 千卡。

根据平衡食谱时各类食物的交换份数，她每天需要摄取 9 份主食、1.5 份蔬菜、1 份水果、3.25 份蛋白质、1 份奶制品、1.75 份油脂类，合计 17.5 个交换份。为了吃得好，这位美女为自己制订了众多食谱，现选取几个给大家做个参考。

食谱一

早餐：咸苏打饼干 6 块，牛奶半瓶；

午餐：米饭（生大米 75 克煮成），紫菜蛋汤（仅含 1 个鸡蛋、紫菜适量），猪大排 1 小份，绿色青菜 50 克；

晚餐：米饭（生大米 75 克煮成），蔬菜 1 份（冬瓜、胡萝卜、黄瓜 200~300 克），小鲫鱼 1 条（约 80 克）。

食谱二

早餐：豆浆 300 毫升，煮鸡蛋 1 个，小烧饼 1 个，泡菜少许；

午餐：米饭（生大米 75 克煮成），葱烧海参（葱 30 克、水发海参 300 克），小白菜汤（约含 150 克小白菜），饭后可吃 1 个中等大小的香蕉；

晚餐：馒头 50 克，玉米面粥 1 小碗，清蒸鱼（鱼肉 80 克），蔬菜 1 份（约 250 克）。

食谱三

早餐：馒头 1 个，豆奶 300 毫升。

午餐：面条 75 克，洋葱烧牛肉（瘦牛肉 75 克、洋葱 120 克），清水豆腐 160 克，饭后不妨来 1 个中等大小的苹果；

晚餐：正常软硬程度的米饭 100 克，瘦猪肉 30 克，茭白 250 克。

每一道菜都不要太油、太咸，合理用油，吃得清淡更有利于控制疾病、保持身材。

看到这里，也许很多人都会想，她怎么知道这样安排饮食呢？其实，关键是两个字——用心。只要认真计算出自己每日所需的各类食物的交换份数，就可以随心所欲地按照交换份的量来挑选这一类的食物，想吃什么自己做，自己动手，丰衣足食。因为美女常常要控制身材，对肉类不是那么青睐，故建议：不爱吃肉就少吃点，把肉换成鱼吃；爱吃青菜也莫贪，控制份数最关键。

私房健康菜 DIY

美女对吃的讲究可远远不止这些，各式各样的糖尿病健康菜，她都会做。

招牌主食之——焖南瓜饭（5 人份左右）

材料：稻米 400 克，南瓜 300 克，大葱 20 克，盐 10 克。

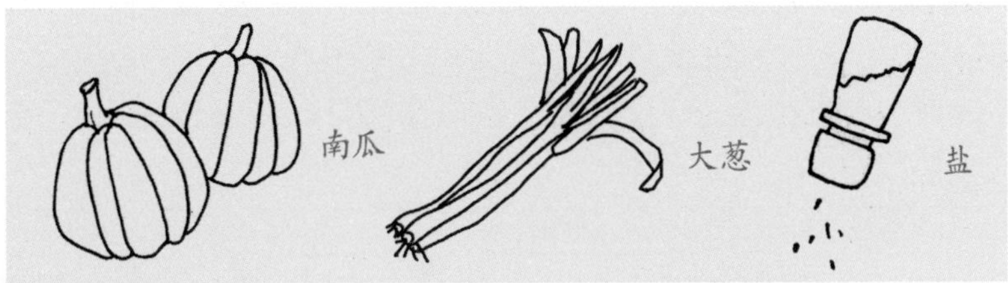

做法：

1. 将大米拣去杂物，淘洗干净，放入冷水盆中浸泡 1 小时左右，见米粒稍胀，捞出控干水分。

2. 南瓜去皮和籽，洗净后，切成约 2 厘米见方的块，备用。

3. 炒锅内倒入油，烧至七成热，放入葱花炝锅，出香味后放入南瓜块，煸炒几下，炒至稍软，放入大米和水，旺火烧开，搅拌均匀，烧约 10 分钟，煮至米粒开花、水快干时盖上锅盖，用中火焖约 15 分钟，即可食用。

4. 食用时可根据个人口味加入精盐，搅拌一下即可。

美食小提醒

南瓜含有丰富的膳食纤维，曾经被很多人认为是糖尿病患者的营养食品，但是大家千万不要忽视了，再健康的食品也与能量挂钩，大家都知道南瓜是有甜味的，因此糖尿病患者也不建议毫无控制地吃南瓜，就像正常人的正常饮食那样吃就可以了。

招牌肉食之——鸡茸土豆球汤

大概美女都有一个共同的特点：不爱吃红肉。这与现代科学推荐的食肉建议不谋而合，不过美女们这样的选择倒不是从科学出发，而大多是为了保持身材。鸡肉的热量相对猪肉或者牛肉要小，下面就给大家推荐这款鸡肉汤。

材料：土豆 350 克，鸡胸脯肉 125 克，鸡蛋黄 30 克，小麦面粉 50 克，肉豆蔻粉 1 克，胡椒粉 1 克，盐 8 克。

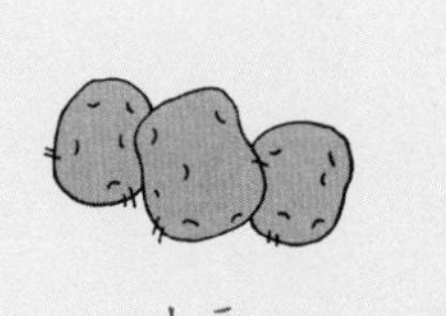
土豆

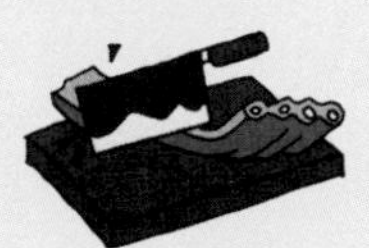
鸡胸脯肉

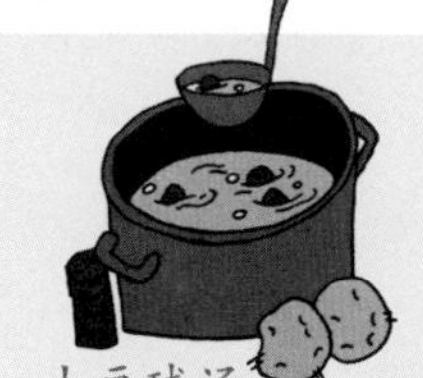
土豆球汤

做法：

1. 将土豆削皮，放入沸水锅内煮烂，捞入盆内，捣成土豆泥。

2. 锅内放入鸡肉，加水，烧开制成鸡汤，加精盐和胡椒粉，调好口味，加热保持汤煮沸。

3. 把鸡肉制成细泥，放入盛土豆泥的盆内，加鸡蛋黄、精面粉、肉豆蔻粉、精盐，拌匀，和成面团，盖湿布，稍饧。

4. 面团搓成 1.5 厘米粗，2 厘米长的段，分别放盘内按平，用餐叉的背面推卷成花边的圆卷，即成“土豆球”。共制成 70 个球。

5. 把土豆球放开水锅内，约煮 2 分钟，立即捞起放入沸鸡汤锅内，继续用旺火煮 3~5 分钟。

6. 土豆球浮在汤面上时，就可以出锅装盆了。

美食小提醒

这款汤适合一大家人一起食用，可够 5~7 口人食用，如果食客较少，可以酌情减少食材的用量。建议糖尿病患者一顿吃 10~20 个鸡茸土豆球，土豆吃得太多，容易感觉到腻味，还不容易控制血糖。另外，如果吃的鸡蛋黄较多，就不要同时吃红糖、豆浆、兔肉等食物。

招牌素食之——黄芪猴头汤

美女的饮食还有一个显著的特点，就是“素食至上”，从绿色的青菜到各种瓜类都是她们的最爱。此外，还有一种特殊的素食更是时尚美眉们的最爱，那就是菌类。香菇、平菇、黑木耳、白木耳，个个都是美食专家眼中的“大明星”，这些菌类中，又以猴头菇为“菌中之王”。

材料：猴头菇 150 克，鸡肉 250 克，黄芪 30 克，油菜心 100 克，料酒 15 克，大葱 20 克，姜 15 克，盐 5 克，味精 1 克，胡椒粉 1 克。

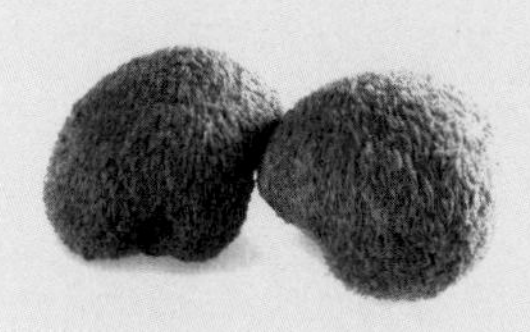
猴头菇

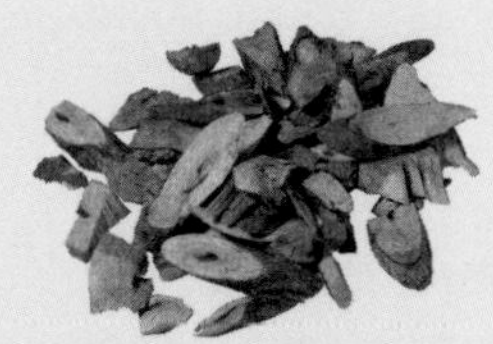
黄芪

做法：

1. 将猴头菇冲洗后，放入盆内用温水胀发，约 30 分钟。
2. 捞出削去底部的木质部分，再洗净切成约 2 毫米厚的大片。
3. 发猴头菇的水用纱布过滤待用。
4. 黄芪洗净，切斜片。

5. 鸡肉切成约 3 厘米长、1.5 厘米宽的长方形。

6. 葱切段、姜切片。

7. 油菜心用清水洗净备用。

8. 锅烧热下入猪油，投入葱、姜、鸡块共煸炒。

9. 放入精盐、料酒、发猴头菇的水、黄芪和少量清汤。

10. 用大火煮沸后再用小火烧约 1 小时左右。

11. 然后下入猴头菇片再煮半小时。

12. 先捞出鸡块放在碗的底部，再捞出猴头菇片盖在上面。

13. 汤中下入油菜心、味精、胡椒粉，略煮片刻舀入汤盆内即成。

美食小提醒

1. 中医认为，猴头菇味甘性平，有利五脏、助消化、补虚损的功效，可治疗消化不良、胃溃疡、十二指肠溃疡、慢性胃炎、神经衰弱等症，现代医学把猴头菇列为抗癌的食物和药物，发现猴头菇中含有多肽、多糖和脂类的酰胺类物质。

2. 黄芪味甘，性微温，有补气升阳、摄血行滞、固表止汗、托疮生肌、利尿退肿、生津止渴的作用；但是食黄芪忌白鲜皮、藜芦、五灵脂、防风，故不宜与这些药物同吃。

之所以推荐这道汤，是因为猴头菇、黄芪与鸡肉、油菜相配，共成补气养血、补脑强身之功；此汤可作为病后体弱、体虚易患感冒及营养不良、贫血、神经衰弱、慢性肾炎、糖尿病患者的滋补食疗膳食。而且，这道汤鲜嫩、味美，符合大众的口味标准。

招牌饮料之——五饮汁

水果、蔬菜是年轻女孩的最爱。尽管糖尿病限制了众多美女对水果餐的追捧，但丝毫不能影响水果在她们生活中的重要位置。丰富的维生素是水果立于不败之地的“制胜法宝”。近些年来流行的新鲜水果汁吸引了众多美女的目光，我们的美女作家就是水果榨汁的“粉丝”，不过，考虑到自己是一名糖尿病患者，她选择了水果和中药结合的“五饮汁”。

材料：梨 100 克，荸荠 50 克，莲藕 50 克，麦冬 10 克，芦根 20 克。

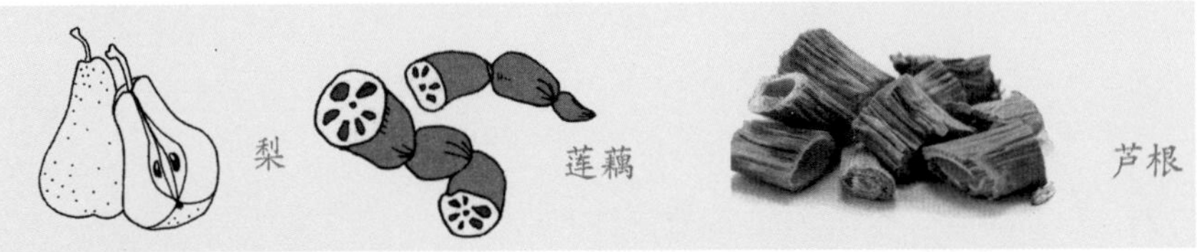

做法：

1. 将梨、荸荠洗净后去皮并切碎。
2. 鲜藕去皮、节洗净并切碎。
3. 麦冬与芦根洗净切碎。
4. 然后将各味一同混合后用纱布包好绞取其汁，或用榨汁机取汁即可。

美食小提醒

1. 本品具有清热生津、养胃止渴之功效，适合糖尿病患者饮用。

2. 因为这些水果、蔬菜都是可以生吃的，所以制成的五饮汁无论冷饮热饮都可，不过饮用过量不仅不利于身体健康，还会引起血糖的波动，因此轻型糖尿病患者可适量食用，重型者宜少量食用。

3. 既然五饮汁中含有中药，药物就会有它的禁忌，例如麦冬与款冬、苦瓠、苦参、青襄相克，天生敌对；而芦根则天生忌巴豆。因此，饮用这款五饮汁时千万要避开与这些东西同吃。

小胖墩的“甜蜜”成长餐

2 型糖尿病对小胖墩“情有独钟”，其根源在于肥胖。现在生活条件好了，孩子也得到了过分的满足，爱吃甜的、油炸的、高热量的食物，运动又少，不消耗。时间长了，小胖墩的胰岛素分泌水平往往不低，但其作用却大打折扣，导致肥胖儿血糖升高而发生糖尿病。

小胖墩奇奇的成长餐

奇奇读小学时查出糖尿病，那时的他在同龄的孩子中是个大个子，130 厘米身高的他已经是孩子当中的“领头羊”，而且他的体重跟他的个头一样令人惊叹，小小的他，体重居然达到了 50 千克。在查出奇奇患有糖尿病以后，妈妈开始严格为奇奇的饮食把关。根据他的身高，标准体重为 37 千克，作为小学生的奇奇算是轻体力劳动者，每日所需要的能量大概是 930 千卡，即大约每日为 1000 千卡。

奇奇妈到营养机构为孩子咨询到了每日食物的摄取量：大约每日需要摄取 6 份主食、1.5 份蔬菜、1 份水果、2 份蛋白质、1 份奶制品、1 份油脂类，合计 12.5 个交换份。从这天起，奇奇的餐桌上就发生了变化，家人的饮食也变得少油、少盐了。下面不妨来看看奇奇妈制订的每日食谱。

精神振奋餐

早餐：挂面1碗＋爱心荷包蛋1个。

午餐：米饭1碗＋清炒豆芽＋黑木耳炒肉＋小苹果1个。

晚餐：米饭1碗＋小鸡炖蘑菇。

运动减肥餐

早餐：自制蒸馒头1个＋无糖豆浆1杯。

午餐：米饭1碗＋冬瓜汤＋青菜。

晚餐：米饭1碗＋菠萝鸡丁。

冬季进补餐

早餐：小米粥1碗＋淡味馒头半个。

午餐：米饭1碗＋胡萝卜焖羊腩＋大白菜汤。

晚餐：米饭1碗＋胡萝卜滑牛柳＋无糖银耳莲子羹1小碗。

为了孩子，奇奇妈钻研了数十本食谱，变着花样给孩子做美味可口又能稳定血糖的美食。在运动治疗同时进行下，渐渐地，奇奇瘦了下来，身体变得更加结实。

细心妈妈的魔法厨房

在奇奇妈为奇奇安排的冬季进补餐中两次用到了胡萝卜。胡萝卜的营养价值堪比西洋参，其中的 β－胡萝卜素拥有的药效令其他许多物质都望尘莫及，它对改善眼部疾病、皮肤粗糙、胃肠功能低下、痛经等多种症状都有奇效。除此之外，胡萝卜中的钙、钾、纤维素的含量也相当高，特别是冬季的胡萝卜，营养价值最高。关于胡萝卜怎么吃，来看看奇奇妈列出的食谱。

巧吃胡萝卜之——胡萝卜焖羊腩

冬天天气严寒，大雪纷飞的时候人们需要的热量会比平时更多，因此奇奇妈在征求了医生的意见以后，给奇奇的饮食增加了一些肉食，比如羊肉。冬天是吃羊肉的季节，不过考虑到奇奇是 2 型糖尿病的早期患者，奇奇妈对常规食谱做了一些调整。

材料：胡萝卜 75 克，羊腩 500 克，姜 30 克，蒜 50 克，陈皮 1 片，少盐，少油。

做法：

1. 将羊腩表面的毛刮干净，切成小块状，烧沸水略焯一下，捞出，冲洗干净。
2. 胡萝卜去皮，注意削皮时要尽量削薄一点，因为皮下的营养物质最为丰富。姜块拍裂，切蒜，陈皮用水浸开。
3. 热油下锅，加入姜块、大蒜，放入羊腩，猛火爆炒，加入少许绍酒，放入陈皮，沸水焖制。
4. 羊肉炖至五成软时加入胡萝卜和其他佐料。
5. 继续焖制，待羊肉松软、入味，起锅装盘。

美食小提醒

这道菜的做法看似简单，但是略有差错就可能难以去除羊肉的膻味，所以在第一步沸水过后要洗尽，姜尽量切成丝或拍得较碎，以去除羊肉膻味。冬天，偶尔为家人做上这么一大锅胡萝卜焖羊腩，可以补虚、健脾、化滞。当然糖尿病患者不可贪嘴，最多食用 10 块羊腩，否则血糖可能会有所波动；胡萝卜可稍稍多吃一些。

巧做面食之——三合面面条

糖尿病患者的主食最好是面食和米饭搭配着吃，一天吃两顿面食、一顿米饭，或者一天吃两顿米饭、一顿面食。耐心的奇奇妈搜索了很多巧做面食的方法，一样一样做给奇奇吃，终于发现了很多适合糖尿病儿童吃的面食，三合面面条就是其中的一例。

材料：黄豆粉 100 克，小米面 150 克，小麦面粉 50 克。

做法：

1. 将大豆粉、小米粉及面粉一起混合拌匀（也可以到附近的菜场看看有没有直接出售的三合面面粉，不过要注意，购买时一定要买那种没有添加白糖或精糖的面粉）。

2. 然后加入适量清水和成面团，擀成面条。如果有条件，可以到菜场用挂面机制成面条。

3. 再置于沸水锅中煮熟即成。

美食小提醒

需要注意的是，小米和杏仁是天生的“冤家”，两者相克，不宜同吃！做了三合面面条，就应避免再让孩子食用杏仁。

营养美食之——菠菜拌豆芽

大多数男孩都不爱吃青菜，奇奇也不例外。但是，作为一名糖尿病小患者，奇奇必须面对青菜。于是，奇奇妈开始琢磨如何做出符合孩子胃口的青菜。经过多次的实验，奇奇妈进行了多种搭配，菠菜拌豆芽就是其中一例。

材料：绿豆芽 100 克，菠菜 50 克，胡萝卜 50 克，粉丝 30 克，香干 30 克，盐 2 克，酱油 2 克，香油 5 克，醋 6 克。

做法：

1. 绿豆芽择洗干净，胡萝卜洗净后切成丝，菠菜择洗干净后切成 3 厘米长的段，分别投入沸水锅内焯一下，捞出用凉开水过凉，取出沥干水分。

2. 芥末加水适量调释成芥末汁。

3. 绿豆芽、胡萝卜丝、菠菜、水发粉丝和五香豆腐丝一起放入盆内。

4. 加入精盐、酱油、醋、芥末汁和香油，拌匀后装盘。

美食小提醒

与这道菜类似的蔬菜的组合还有很多，不仅仅限于凉拌菜，同炒或者同煮都是不错的选择，例如茄子烧豆角就是如今市面上比较流行的吃法。

美味点心之——桂花南瓜饼

小孩子爱吃零食，而糖尿病儿童的这种“幸福”就被剥夺了。细心的奇奇妈清理了家里所有的“危险零食”，同时学习自己制作无糖、低糖点心。现在就为大家推荐一款好吃的无糖点心——桂花南瓜饼。

材料：南瓜 600 克，糯米粉 600 克，桂花 35 克。

做法：

1. 将南瓜洗净，去皮，挖瓤和籽，洗净。

2. 制成南瓜泥，备用。

3. 将糯米粉放在盆内，加入桂花，拌和。

4. 倒入适量水调成稠糊。

5. 放入南瓜泥，拌匀。

6. 平锅内倒入花生油烧热，舀入面糊，用手转动，一面炸透后翻炸另一面。

7. 炸至两面焦黄时，捞出沥油装盘，趁热食用。

美食小提醒

南瓜虽然被誉为健康食品，但是糖尿病患者还是不可大意。桂花南瓜饼作为一道点心，偶尔吃吃可以，每次一两小块。不可用来代替主食。

“糖妈妈”的**科学度孕膳食**

糖尿病准妈妈分为两种，一种是先有糖尿病，再成为准妈妈，叫作糖尿病妊娠；另一种就是先成为准妈妈，才发现糖尿病，叫作妊娠糖尿病。这两种糖尿病准妈妈虽然在治疗上的方法不一样，但在“怎么吃”这个问题上是如出一辙的。

一日六餐的安排

糖尿病准妈妈和其他的糖尿病患者相比，有很多不同的地方，因为要保证胎儿的营养，简单的食物交换份的方法不足以维持母婴共同的营养。因此，医生对糖尿病准妈妈的叮嘱格外多。

医生对糖尿病准妈妈的叮嘱

1. 食物烹饪中避免油炸、煎、熏等方法。

2. 饮食清淡，不宜过咸过油。

3. 汤以素汤为主，少食排骨、骨头汤。

4. 忌动物性脂肪油（奶油、猪油、黄油等）。

5. 少食多餐。

6. 控制甜食、水果及脂肪量高的食品摄入量。草莓、菠萝和猕猴桃应优先选用，香蕉、甘蔗、龙眼和葡萄等含糖量较高，不宜多吃。

7. 忌烟、酒和辛辣刺激品。

8. 适当参加室外活动，尤其是餐后散步。

9. 有些食物尽量少吃或者不吃。

例如，以下这些食物应少吃或尽量不吃——

精致糖类：白砂糖、绵白糖、红糖、冰糖等。

甜食类：巧克力、甜饼干、甜面包、果酱、蜂蜜等。

高淀粉食物：土豆、山芋等。

油脂类：花生、瓜子、核桃仁、松子仁等。

熬煮时间过长或过细的淀粉类食物：大米粥、糯米粥、藕粉等。

这些规矩看起来挺简单的，可是要充分实践于生活中，就没那么容易了。所以，下面介绍几个实用性较强的食谱，供大家参考。

孕期食谱一

早餐：牛奶 220 克，蒸鸡蛋羹 50 克，杂粮馒头 50 克。

早点：咸切片面包。

午餐：炒苋菜 150 克，冬瓜肉片汤 125 克，莴笋炒肉片 125 克，米饭 100 克。

午点：黄瓜 150 克。

晚餐：红烧豆腐 50 克，清蒸鱼 100 克，蔬菜水饺 200 克。

晚点：西红柿 150 克。

孕期食谱二

早餐：煮鸡蛋 50 克，牛奶 220 克，麦麸面包 60 克。

早点：花卷 30 克。

午餐：米饭 100 克，黑木耳烩豆腐 70 克，萝卜丝汤 150 克，青豆虾仁 70 克。

午点：橙子 150 克。

晚餐：鲜蘑清汤 90 克，米饭 100 克，蒸鳊鱼 100 克，炒苋菜 150 克。

晚点：牛奶 220 克。

孕期食谱三

早餐：煮鸡蛋50克，花卷50克，拌黄瓜80克。

早点：咸切片面包50克。

午餐：清蒸鲈鱼100克，米饭100克，冬瓜汤110克，菜花炒胡萝卜150克。

午点：桃子。

晚餐：煎饼50克，炒青菜150克，芹菜炒香干130克，烧鳝段80克，荞麦粥50克。

晚点：牛奶220克。

这三个食谱就是根据医生的叮嘱（少吃多餐、忌吃什么、少吃什么）来安排的。除了以上这些菜，大家还可根据自己的需求等“量”交换，这个量指的是热量，用来交换的食物也应选择同类的。此外，还应该注意的是少油、少盐，清淡饮食对孕妇和腹中的宝宝都是有利的。

科学度孕家常菜

糖尿病准妈妈也要摄取丰富的营养，不过要适当控制蛋白质、脂肪、碳水化合物的比例，多吃新鲜菜肴（如山药、冬瓜、小麦、绿豆、枸杞等），补充充足的B族维生素，以促进糖代谢。另外，还要注意体内酸碱平衡，及时补充含锌、铬的食品，如糙米、牡蛎、动物肝脏、蛋类、豆类、花生等。只要花点心思，糖尿病准妈妈就能吃好、喝好，科学度过这段特殊的时期。

健康家常菜之——香菇菜心

材料：水发香菇50克，菜心100克，葱、姜末少许，烹调油5克，食盐少许，味精少许，鸡汤（或清汤）少许。

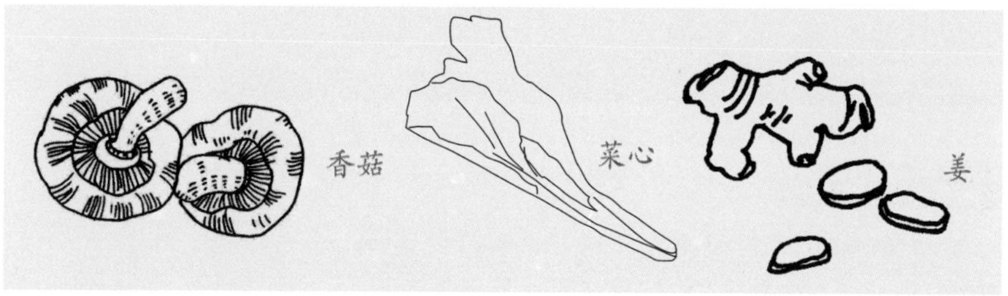

做法：

1. 将香菇切成5毫米宽的长条，菜心切成3～4厘米长的段，备用。

2. 将油倒入炒锅中加热至五六成热，放入葱、姜末，倒入鸡汤，放入香菇烧1~2分钟，倒入菜心翻炒至熟。

营养点评

香菇和菜心热量低、营养好、含粗纤维，可以说是1+1>2的超级组合。这道家常菜材料易备、做法简单，总热量不超过100千卡，适用于所有的糖尿病准妈妈。

健康家常菜之——玉竹炒藕片

材料：玉竹200克，莲藕200克，胡萝卜50克，精盐、味精、姜汁、胡椒粉、植物油各适量。

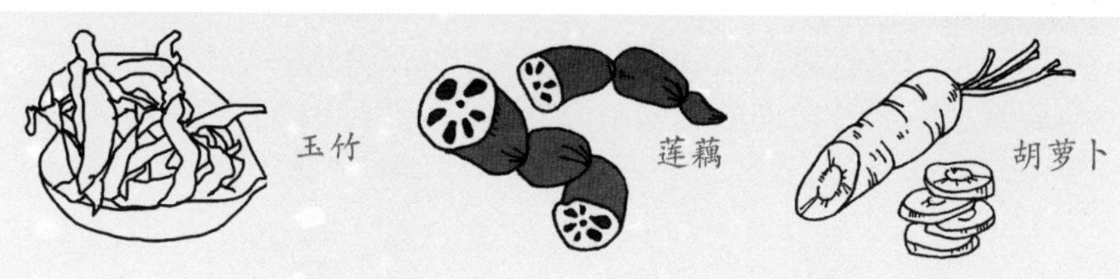

做法：

1. 玉竹洗净，去根须，切段，焯熟，沥干。

2. 莲藕洗净，切片，焯水。

3. 胡萝卜去皮，切片。

4. 锅上火放油烧热，倒入藕片、玉竹段、胡萝卜片炒至断生，加精盐、姜汁、胡椒粉翻炒均匀，加味精即可装盘。

营养点评

莲藕具有清热凉血、通便止泻、健脾开胃、益血生肌、止血散瘀的功效；玉竹能治疗时疾寒热，内补不足，止消渴，润心肺。这道菜清滑爽口，吃后口留莲藕的余甜，即使是怀孕期口味不佳的妇女，都会喜欢这种清淡的味道。这道菜适合各型糖尿病孕妇常食。

健康肉食之——水滑肉片腐竹

材料：瘦猪肉片 30 克，腐竹（水发）20 克，食盐 1 ~ 2 克，味精少许，芡粉适量，蛋清适量，姜末少许。

做法：

1. 将肉片用蛋清、芡粉浆好。

2. 待锅中水开后换小火，投入肉片，滑开，再移回旺火至水再次煮开，将肉片捞出。

3. 另起锅，放入少许鲜汤，加姜末，放入肉片腐竹，煮软后放盐和味精，移大火收汤即可。

营养点评

从营养的角度来说，腐竹较一般豆制品的营养密度更高，而且，腐竹中脂肪、蛋白质、糖类这三种能量物质的比例非常均衡，维生素和矿物元素也非常丰富，在此处和肉类搭配，口感细腻，营养丰富。这道荤菜相对于其他荤菜的最大特点就是热量较低，约 150 千卡，适合糖尿病患者食用。

健康肉食之——里脊肉炒芦笋

材料：黑木耳适量，嫩里脊肉 100 克，青芦笋 3 根，大蒜 4 瓣，盐少许，胡椒粉适量，淀粉 1 小匙，水 1 大匙。

做法：

1. 将黑木耳洗干净，捞起后沥干，切丝备用。

2. 将嫩里脊肉切成细条状，粗细和芦笋相当。

3. 把里脊肉和芦笋都切成小段，每小段约 3 厘米长。

4. 将锅预热，加入少许油，先把蒜片爆香，再放入里脊肉、芦笋和黑木耳拌炒均匀。

5. 和胡椒粉炒熟后盛盘，将淀粉加水勾芡好淋上即可。

营养点评

芦笋含有丰富的维生素、矿物质、叶酸和纤维素，有抗癌、防癌、清血和平衡血糖的功能，是公认的保健蔬菜。除了芦笋、黑木耳之外，也可以根据自己的喜好，搭配一些玉米笋、草菇等时令蔬菜。吃菜的同时不要忽略了里脊肉，蛋白质的摄取对孕妇和宝宝都很重要，这道菜中的里脊肉会融入芦笋的清香，在不摄入其他肉类的情况下，糖尿病准妈妈每一正餐可以吃 50~80 克这样的里脊肉。

孕妇食补之——枸杞炒肉丝

材料：瘦猪肉 50 克，枸杞 30 克，熟春笋 30 克，植物油 5 克，盐、酱油、味精少许。

做法：

1. 猪肉切丝，春笋切丝，枸杞洗净备用。

2. 炒锅烧热，加入植物油，将肉丝、笋丝下锅用勺子炒散。

3. 烹入料酒，加入酱油、盐、汤、味精搅匀，投入枸杞翻炒两下，出锅即成。

营养点评

经现代医学证实，枸杞子有滋补肝肾、明目、益面色、长肌肉、坚筋骨之功效，可治肝肾阴亏、腰膝酸软、头晕目眩、目昏多泪、虚劳咳嗽、消渴、遗精等症。“消渴”指的便是糖尿病，而孕妇又常常会有腰膝酸软、头晕目眩的情况，所以，在医生指导下食用枸杞是有益处的。

老年“糖人”的**组合型食谱**

有研究显示,40 岁以上人群,年龄每增加 10 岁,糖尿病发病率便增加 1.0%。中华医学会糖尿病学分会最新的全国流行病学调查显示,在中国城市 18 ~ 75 岁成年人中,糖尿病的患病率高达 10% 以上。从这些数据可以看出,糖尿病就像躲在暗处的一个杀手,时刻威胁着老年朋友的健康。

王老师的饮食疗法

王老师是成功“抗糖一族”的成员,患糖尿病十几年了,跟疾病的斗争没有大风大浪,没有血雨腥风,只是平平淡淡地过日子,管好吃、管好动、管好睡。

老年人几十年形成的饮食习惯很难改变,饮食治疗对于老年糖尿病患者来说重要的是减少总热量以及脂肪量,尤其是饱和脂肪量。十几年来,王老师没有计算食物热量,因为这些方法对于老年人来说太烦琐,他总记得医生叮嘱他的话:“少改变食物品种,多改变量。如减少食量,吃七八分饱即足。”王老师还发现:老年人平时可多吃粗粮、蔬菜、豆制品、鱼虾,少吃肥肉、荤油、奶油等;水果可吃,但量应少些,含糖量高的水果最好别吃;烟应戒了,酒也应少喝。

患病多年者的饮食注意

很多人跟王老师一样，从中年时就患上了糖尿病，很多年来坚持药物治疗、饮食治疗和运动治疗。对于这类人，饮食治疗的关键就是适应生活、适应自己的病情。

1. 这样的老年糖尿病患者，大可延续多年以来的饮食习惯，以前怎么吃，如果病情控制得不错，现在可以继续这样吃。

2. 如果经历了从辛勤工作到退休在家这段过渡时期，建议逐步减少饮食的量，直到血糖控制良好。同时增加户外活动量，既锻炼身体，又消耗热量。

3. 如果想尝试一下新鲜的食物，建议先查阅一下此类食物的热量，跟平时吃的哪一种食物相当，可以替换着吃。如有条件，咨询医生能得到更权威的答复。

4. 老年人肠胃功能较差，建议吃较软的食物、容易消化的食物，但粥并非容易消化的食物，也并不适合糖尿病患者，因为粥容易使血糖较快上升。

5. 油炸食品千万别碰。

6. 如果患有其他疾病，在安排饮食上应参考其他疾病适宜何种饮食，尽量使饮食满足老年人的多种需求。

精简成一句话就是：老年人的食谱少变种类，可变量，如要变种类，应一样一样来。

新患病者的饮食注意

上面说的这些，针对的是多年患病的老年糖尿病患者。初患病的患者又该注意什么呢？

1. 选择含胆固醇低的富含优质蛋白质的食物，如奶类、蛋类、豆制品、鱼、瘦肉类等食品，而动物肝及其他内脏最好不要吃。

2. 米、面、薯类、粉条等含淀粉高的食物可以换着吃，只要控制每餐总能量不超标即可（总能量参考前文讲述的计算方法）。

3. 增加膳食纤维的摄入，如粗粮、含纤维高的蔬菜、水果、豆胶、果胶、麦麸、藻胶、魔芋等食品。

4. 老年人忌食白糖、巧克力、蜂蜜、蜜饯、糖浆、水果糖、含糖饮料、甜糕点等食品。烹调及食品加工时可选用低热能的糖精、甜菊甙等甜味剂代替糖类。

5. 蔬菜、水果都应选择新鲜的，对含糖量较高的蔬菜及水果应加以限制，如甘蔗、鲜枣、山楂、柿饼、红菜头、鲜黄花菜等。

6. 如果在食用规定食物后仍觉饥饿，需要加餐时可采取以下办法：

煮三次菜：用含糖量在3%以下的蔬菜，如芹菜、西葫芦、冬瓜、韭菜、油菜等，经炖煮后弃去汤汁，然后加水再煮，重复3次，食用后可有饱腹感，但热量很低。

去油肉汤：肉汤或鸡汤冷却后将汤上面凝结的油皮去掉，然后再烧再冷却、去油皮，可供患者充饥。

洋粉冻：洋粉即琼脂，可用1克洋粉加水400克煮开至洋粉全部溶化后，加入少许低热能甜味剂，冷却成冻后用以充饥。

组合型食谱

老年糖尿病患者的食谱安排讲究“不变种类,可变量”。为了使食谱的选择性更大,可参考以下组合型食谱。

早餐(A+B+C+D)

A:高纤维食品(如高纤维馒头、高纤维面条、高纤维大米等)。

B:煮鸡蛋1个。

C:淡豆浆、牛奶或小米粥,任选其一。

D:凉拌黄瓜。

午餐(A+B+C)

A:高纤维食品(如高纤维馒头、高纤维面条、高纤维大米等)。

B:瘦肉、鱼、鸡、鸭任选其一。

C:清炒蔬菜、凉拌蔬菜、豆制品等任选其一。

晚餐(A+B+C+D)

A:高纤维食品(如高纤维馒头、高纤维面条、高纤维大米等)。

B:1碗粥,如小米粥、绿豆粥、红小豆粥。

C:蔬菜、豆制品。

D:鸡、鸭、肉、鱼等,可根据个人喜爱情况选择。

睡前:每晚临睡前喝1杯纯牛奶,约300毫升。

以上这些建议不仅适用于老年糖尿病患者,对所有糖尿病患者都有参考价值。有一位名人曾经说过:“糖尿病并不能剥夺你享受生活的权利!”希望每一位老年人都有幸福、健康的晚年生活,只要方法得当,糖尿病影响不了“夕阳红”。

王老师的拿手菜

王老师说:"我爱吃,年轻的时候没吃过什么好东西,等到生活好了,糖尿病又来了。我之所以这么爱钻研食谱,就是为了在自己身体允许的范围内,多给自己做一些美食,解解对食物的'相思之苦'!"王老师的话大概说出了很多老年糖尿病患者的心声,过去生活苦,吃不上好东西,现在生活好了,却吃不了了!其实,大家不妨学学王老师,自给自足,在食物中寻找快乐,用美食来对抗疾病。

土茯苓猪骨汤

材料:猪脊骨 500 克,土茯苓 50 ~ 100 克。

做法:

1. 将猪脊骨洗净,加适量水熬成 3 碗。
2. 取出骨头,去浮油,入土茯苓,再煎至 2 碗即成。

美食小提醒

猪骨熬出的汤里脂肪少,适合老年人饮用;土茯苓除湿,解毒,通利关节,对生活在南方湿热地带的人有好处。不过,肝肾阴虚者应慎服此汤。要避免用铁器熬煮,喝完汤后不要立即喝茶,否则会与土茯苓的功效产生抵触。

清蒸茶鲫鱼

材料:鲫鱼 500 克,绿茶适量。

做法:

1. 将鲫鱼去鳃、内脏,洗净,腹内装满绿茶。
2. 放盘中,上蒸锅清蒸,熟透即可。

美食小提醒

对于糖尿病患者，鱼肉胜过猪、牛、羊肉，新鲜鱼肉里含有丰富的蛋白质，而且这些蛋白质吸收率很高，有87%~98%会被人体吸收；还含有各种维生素、DHA、水解蛋白、细胞色素C、卵磷脂、脑磷脂等丰富的营养，尤其适合老年人食用。这道菜能补虚、止烦消渴，适用于糖尿病口渴、多饮不止以及热病伤阴等症。

“猴戏游龙”

材料：猴头菇400克，海参150克，火腿肠50克，料酒10克，大葱5克，姜5克，盐3克，味精1克，胡椒1克。

做法：

1. 水发猴头菇用清水漂洗干净，切成片，挤去水分。
2. 水发海参用清水漂洗净泥沙，去掉两端，再切成条。
3. 锅置旺火上，加入清水烧沸，分别下入猴头菇片、海参条烫一下，捞出沥净水。
4. 火锅刷洗干净，加入鸡汤烧沸，放入猴头菇片稍炖，再加入火腿片、海参条、葱段、姜片、料酒、精盐、味精、胡椒粉烧透，连锅一起上桌，烧沸即可食用。

美食小提醒

这道菜有个形象的名字：猴，指的是猴头菇；充当龙的就是海中之龙——海参。猴头菇是菌中之王，很早就被人们当成营养保健品用于食补。海参含胆固醇低，脂肪含量相对少，是典型的高蛋白、低脂肪、低胆固醇食物，在增强免疫力、抗癌、抗凝血（预防血栓）、镇痛解痉、抗病毒、抗疲劳等方面有显著的作用。不过需要注意的是，海参与醋相克，且不宜与甘草同服。所以吃海参要注意避免醋和甘草。

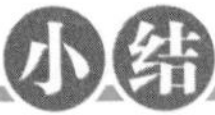

1. 饮食疗法的目的不局限于减少食量，还包括纠正营养失衡、暴饮暴食、进食速度过快等不良饮食习惯。

2. 掌握热量计算的方法，制订适合自己的饮食量。

3. 在每天摄入的总热量中，三大营养成分的理想分配比例是：蛋白质 10%~15%，脂肪 25%~30%，碳水化合物 55%~60%。

4. 在血糖得到基本控制的情况下允许吃水果，如病情控制得较好，可以食用含糖量在 10% 以下的水果，但一天的食量在 100 克以内为宜。

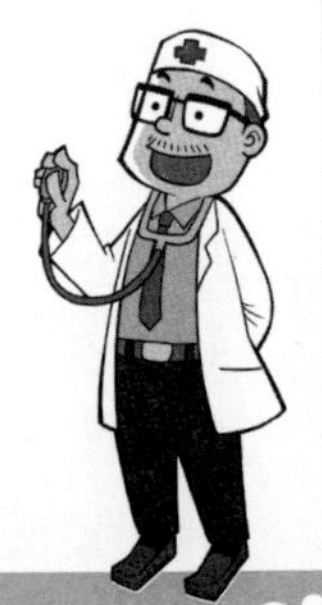

5. 糖尿病食谱可供参考。

最高效看病流程

聪明就医篇

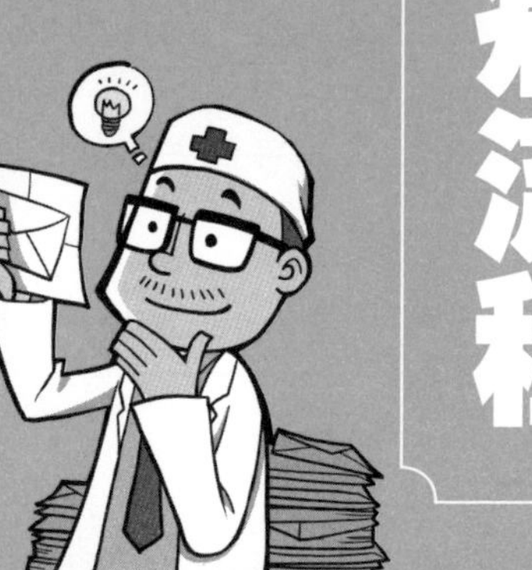

PART 1 如何就诊更高效

如何选择**合适的医院**

首诊 选择正规大医院内分泌科或糖尿病专科医院

糖尿病患者，尤其是首诊的糖尿病患者，最好选择去正规大医院内分泌科或糖尿病专科就诊，因为这里无论是人员配置、设备条件还是治疗手段都是专业、齐全、正规、先进的，能够完成与糖尿病有关的各种化验检查，可以为患者量身订制最佳的治疗方案。

此外，糖尿病专科通常还设立有营养咨询门诊，可为患者提供全方位的咨询服务（如膳食及运动指导等），定期开展糖尿病宣教活动，让糖尿病患者掌握糖尿病防治知识，学会自我管理。

对于那些经过大医院专科门诊初诊，疾病诊断及治疗方案已基本明确的患者，复诊时可以不用再去大医院。

挂号 选择普通号还是专家号

初诊病人最好是挂专家号，进行一次全面而系统的检查，这样可以确诊自己究竟有没有糖尿病，属于哪种类型（1 型、2 型或其他类型），有无糖尿病的并发症，是早期还是晚期，严重程度如何，等等。

最后，再由专家来制订一个个体化的治疗方案。此外，当糖尿病患者遇到一些特殊情况(如高烧、严重感染、呕吐、腹泻、手术或处于妊娠期间等)或出现急危重症(如酮症酸中毒),或是病情复杂恶化时,也应挂专家号或请专家会诊。

至于常规性复诊取药则不必挂专家号,挂普通号也完全可以。

作为一个聪明的患者,可以选择一位自己信任的专科医生,并与其建立长期密切的联系,这样既有利于医生掌握自己的病情,也便于自己有什么问题能随时咨询,并得到正确的指导,而省去为一点小事就跑医院的麻烦。

如果磨合期过后,仍不能有效控制病情,应再寻求更好的医生,调整治疗方案。

挂号方式多样选

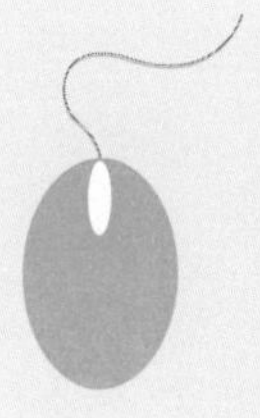

1 网络平台

广州市卫生局统一挂号平台:http://www.guahao.gov.cn。

医院官方网站:部分医院官网开通预约功能,一般在医院网站首页。

第三方网络挂号平台:健康之路、挂号网、医护网等。

2 电话

健康之路:400-6677-400。

电信:114。

移动:12580。

3 **微信平台**

医院微信公众号：关注就诊医院微信公众号服务号便可预约。

打开微信APP“微信→钱包→城市服务→挂号平台”。

4 **支付宝平台**

打开支付宝APP“支付宝→城市服务→挂号就诊”。

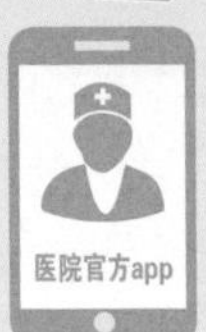

5 **医院官方APP**

目前仅有部分医院开发了相应APP。

6 **第三方挂号APP及其微信公众号**

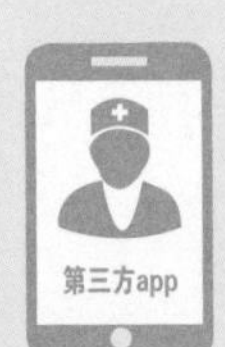

微医APP及其微信公众号。

160就医助手APP及其微信公众号。

翼健康APP及其微信公众号。

不同服务平台号源不一，可作不同尝试。

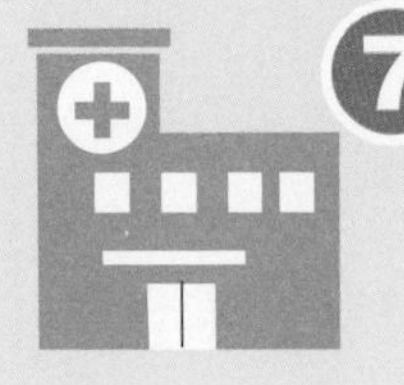

7 **现场预约**

各医院门诊预约挂号人工服务台：方式与一般现场挂号相似。

各医院门诊挂号自助机：需要注册或办理诊疗卡，兼具付款以及验单查询功能。

“微导诊”现场扫码预约。

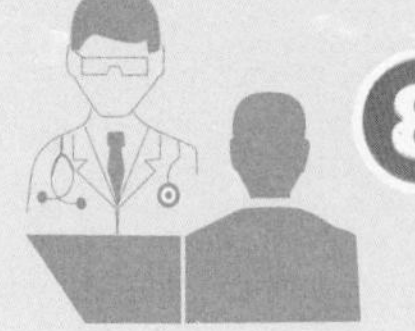

8 **诊间预约**

需要复诊的患者可以现场让医生预约下一次就诊时间。

提高门诊就医效率的 5 个技巧

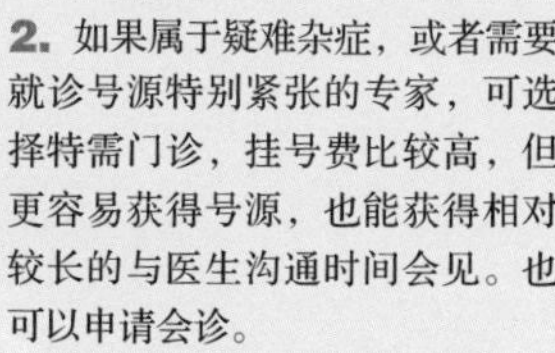

2. 如果属于疑难杂症，或者需要就诊号源特别紧张的专家，可选择特需门诊，挂号费比较高，但更容易获得号源，也能获得相对较长的与医生沟通时间会见。也可以申请会诊。

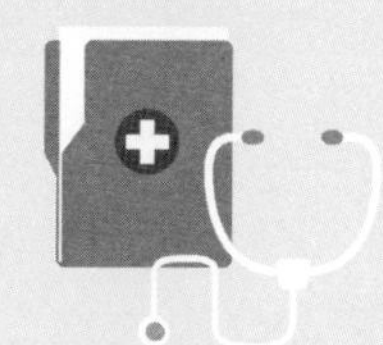

3. 带上可能需要的东西：身份证、医保卡、银行卡、现金、笔、原先的病历和检查单。如在该院是初诊，了解是否需要先开具诊疗卡。

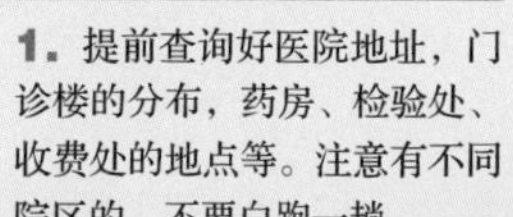

1. 提前查询好医院地址，门诊楼的分布，药房、检验处、收费处的地点等。注意有不同院区的，不要白跑一趟。

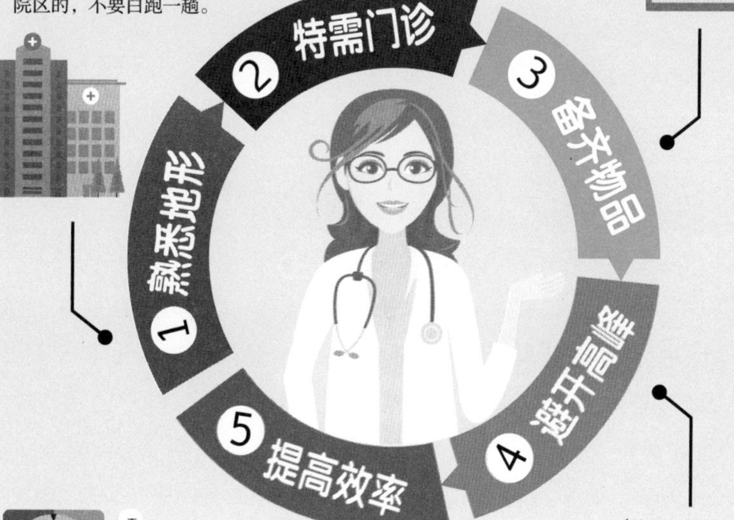
1 熟悉地形
2 特需门诊
3 备齐物品
4 避开高峰
5 提高效率

3 2 1

4. 尽量避开人流高峰。一般来说（非绝对）周一至周三上午，专家最全，但就诊人数也最多。上午看病的人多，下午少（当然，需要抽血检查的项目通常都要在上午）。

5. 如果需要进行多项检查，先去需要预约的项目（如B超、MR/CT），再去做不需预约的项目。

就诊前要**准备的资料**

就诊前做好准备

◎如果是首诊患者或是需要全面复查的患者，由于需要检查血糖、血脂、肝功、肾功、血流变、腹部B超等多项指标，应当空腹去医院。建议就诊前一天晚上10点起禁食，就诊当天选择8:00-9:00时段空腹就诊。

◎复诊的目的如果只是取药，那就可以在家正常服药和进餐之后再去医院，同时还可以在医院测定餐后2小时血糖（从吃第一口饭算起，满2小时）。

◎对自己病情变化的新情况，如视力模糊、手足发麻、心慌出汗等以往没有的症状，何时出现等基本情况，应做好详细记录。

准备好以下各种资料

1. 病历。保存好过去的门诊病历，切不可看一次病换一本病历。

2. 每次做的辅助检查资料，如眼底检查、心电图、B超等检查资料，切不可因检查结果正常而扔掉，因为随病情发展很可能出现问题，检查结果可以提供病情变化的准确时间。

3. 相关的化验资料，如血糖、血脂、糖化血红蛋白、尿糖、尿蛋白、尿酮体、C肽等的化验资料。

4. 血糖监测数据。准备好自己在家中监测的血糖数据。

5. 住院病历。如曾因病住院，一定要把住院病历复印一份，这样不仅能为医生提供参考，还可避免不必要的化验，省钱省事。

6. 用药情况。把自己目前的用药情况告知医生，可写在纸上。说不清用药时，可将药盒一起带来，让医生一目了然。

糖尿病患者如何**与医生高效沟通**

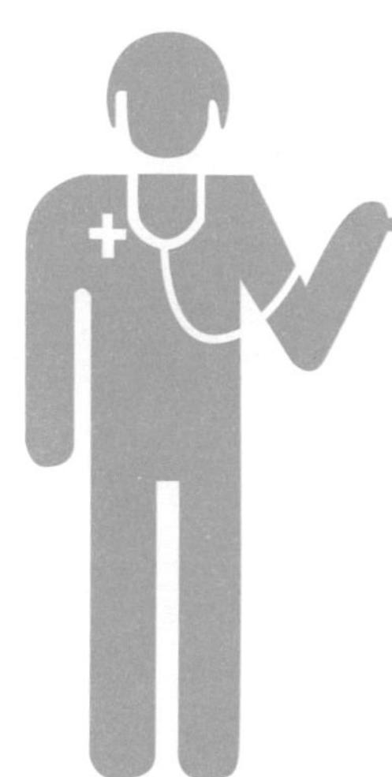

常见问诊内容

1. 病情从什么时候开始？哪里不舒服？

2. 体重下降多少？每日饮食多少？饮食比平时增加多少？

3. 每日尿量多少？

4. 不适的感觉是否由明显的因素引起？

5. 有无心悸、怕热、性情改变等伴随症状？

6. 大便、睡眠情况。

7. 是否到过医院就诊？做过哪些检查？检查结果是什么？

8. 治疗情况如何？

9. 有无药物过敏史？

10. 家中是否有糖尿病患者？

提醒：应对这些问题，在就诊前需要准备好答案，或者列一张清单，以便在就诊时可以应答自如。

记得向医生提 3 个问题

一问：血糖管理

患者应向医生询问：我的血糖控制水平如何，是否需要服用阿司匹林？

糖尿病患者首先应严格控制血糖，糖化血红蛋白应小于 7%。服用阿司匹林则可以防止血栓形成，预防心梗和卒中等意外事件的发生。

二问：血压控制

患者应向医生询问：**我的血压情况如何，是否需要服用降压药？**

糖尿病患者的血压控制目标比普通人更为严格。对2型糖尿病患者来说，降压和降糖治疗同样重要。降压达标可以有效预防心脑血管事件的发生。如果一种降压药效果不好，最好采取联合用药。

三问：血脂管理

患者应向医生询问：**我的血脂情况如何，是否需要服用降脂药？**

糖尿病患者的血脂调节应以降低"坏胆固醇"——低密度脂蛋白胆固醇(LDL-C)为首要目标，其控制目标是低于2.6毫摩尔/升。LDL-C超标的患者应尽早服用调脂药物。

走出诊室前，知道3个"明确"

1. 明确目前自己的各项化验检查是否达标。
2. 明确是否出现并发症或原先的并发症是否加重。
3. 明确自己下一步的治疗方案。

对照处方核对药物

取药物时，要逐一核对是否有误，记清楚剂量、用法，有不清楚的随即问明白，以免用药时犯糊涂。

这些糖尿病治疗骗局，别上当

骗局一 假大夫“免费测血糖”

很多保健品公司以提供“免费测量血糖”为名，在社区、公园搞促销，但其结果不能作为诊断糖尿病的依据；对于尚未患糖尿病的高危人群而言，要到正规医院测试，不能轻易相信推销者的说辞。

骗局二 鼓吹“中药治愈糖尿病”

一些人以“老中医”“老军医”为诱饵，在广告中自吹“只要吃几个疗程我发明的中药（需数千元购买），不用控制饮食、不用长期吃药就可根治糖尿病”。这种说法与国际权威医学几十年来的研究成果完全背道而驰。

骗局三 “外来的和尚好念经”

打着“义诊”的幌子，推销自制的药品。以某些医院的名义请来北京、上海的“糖尿病专家”联合“义诊”，既“名正言顺”，又组织严密，以自制高价、无批准号的“名贵中药”来欺骗病友。

骗局四 用高科技名词包装自己

把高科技名词融入广告中，让人觉得其产品既优秀又时髦。比如，国外研究糖尿病的病因可能与基因有关时，就有广告宣称发明的中药已完成了“基因转化”，可以“治愈”糖尿病。

骗局五 以卖产品为名行骗牟利

电视、广播里“频谱”“红外线”“按摩椅”等，五花八门的产品，都说能治糖尿病。特别是听到不少病友介绍说用了这种仪器、那个方法，血糖就降了许多，最后自己也抵挡不住诱惑，掏钱购买。

PART 2

广东省糖尿病专科及专家推介（部分）

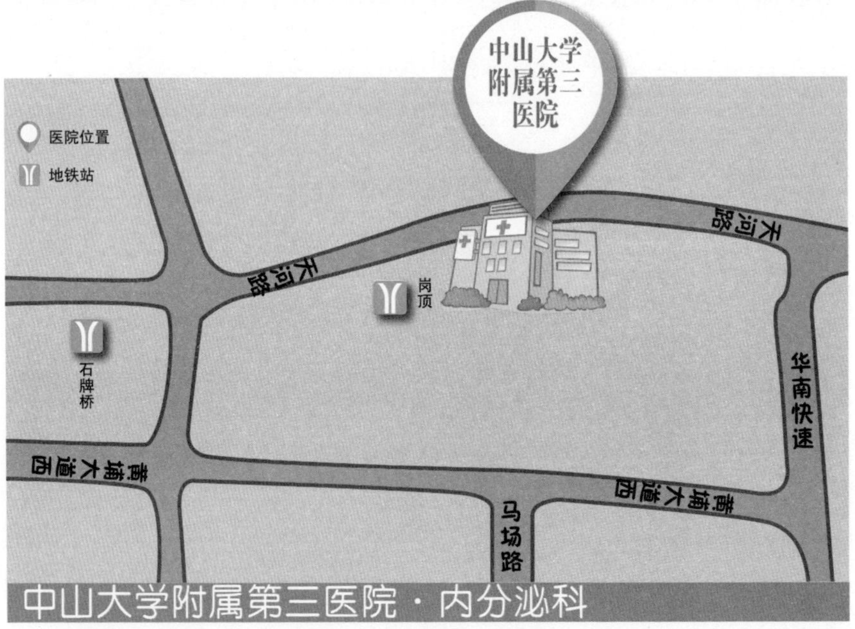

中山大学附属第三医院·内分泌科

地址：广东省广州市天河区天河路 600 号。

电话：020-85253203。

推荐专家：翁建平，中山大学附属第三医院内分泌与代谢病学科带头人，中国科学技术协会糖尿病领域首席科学传播专家，中华医学会糖尿病分会第七届委员会主任委员，博士研究生导师，教授，主任医师。擅长 2 型糖尿病早期防治，特殊类型和家族遗传性糖尿病及其并发症的诊疗；肥胖症、甲状腺疾病、肾上腺和垂体等内分泌疾病的诊治。

出诊时间：周二上午（特需门诊），周三上午（专家门诊）。

推荐专家：曾龙驿，医学博士，教授，博士研究生导师，内分泌与代谢病学科主任。专长糖尿病及其急慢性并发症、甲状腺疾病、下丘脑－垂体－肾上腺疾病、肥胖症的诊治。

出诊时间：周一、周二上午（专家门诊），周四上午（特需门诊）。

推荐专家：姚斌，医学博士，教授，博士研究生导师，内分泌科主任。擅长糖尿病及其急慢性并发症、甲状腺疾病、下丘脑－垂体－肾上腺疾病、肥胖症等的诊治。

出诊时间：周一全天，周四上午（专家门诊）。

中山大学附属第三医院内分泌科简介

中山大学附属第三医院内分泌科是国家临床重点专科，广东省教育厅重点学科，广东省糖尿病防治中心，中山大学糖尿病研究所，世界卫生组织（WHO）国际糖尿病联盟（IDF）西太平洋区执行委员单位，中华医学会糖尿病学分会（全国）第七届主委单位，广东省医学会糖尿病学分会、内分泌学分会主委单位。

内分泌科的病人来自广东省内外及港澳、东南亚地区。在多年的实践中逐渐形成具有自身特色的诊疗常规，并取得良好效果。

主诊疾病：糖尿病及急慢性并发症、胰岛 β 细胞瘤、甲状腺疾病、肾上腺疾病、垂体疾病、高血压查因、骨质疏松症、肥胖症、痛风等。

预约挂号方式

1. 网站预约：挂号网、医护网、广州市统一挂号系统。
2. 电话预约：95169、12580、12320、114、4006677400。
3. 微信预约："中山三院"微信公众号、"广州健康通"微信公众号。
4. 现场预约：医院自助机、预约服务台。

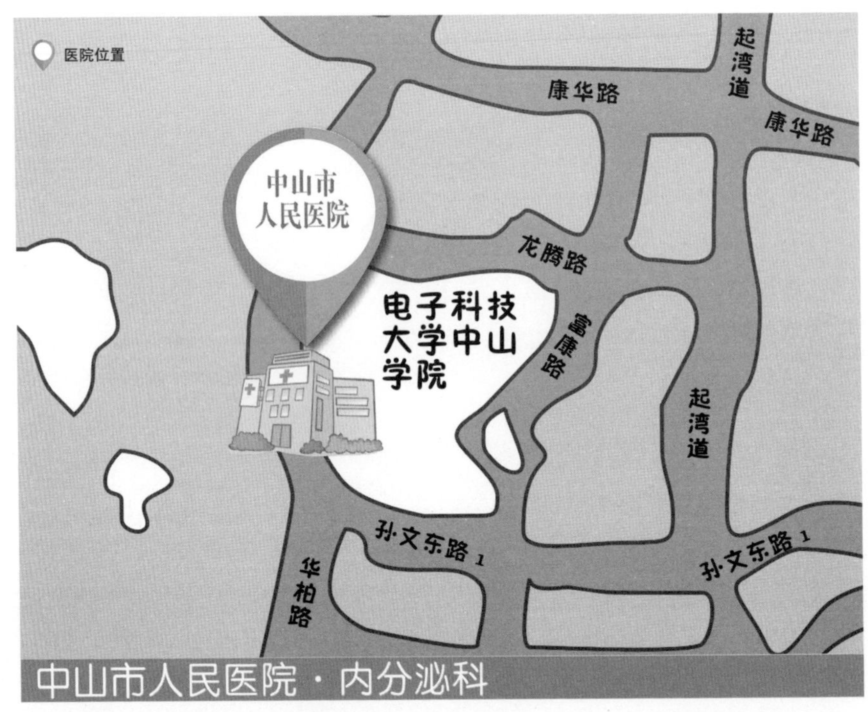

中山市人民医院 · 内分泌科

地址：广东省中山市孙文中路 2 号。

电话：0760-88823566。

推荐专家：梁干雄，内分泌科主任，主任医师，擅长糖尿病、甲亢、下丘脑及垂体疾病、肾上腺疾病、性腺疾病、骨质疏松等内分泌及代谢性疾病等的诊治。

出诊时间：周二全天（专家门诊）。

预约挂号方式

1. 网站预约：中山市人民医院官网。
2. 电话预约：114、88888333/89880135（特诊专线）。
3. 微信预约："中山市人民医院"微信公众号。
4. 现场预约：医院自助预约机、自助分诊机。
5. 移动客户端：电信翼健康手机客户端预约。
6. 数字电视预约：已安装电信 IPTV 的，可通过数字电视提示操作预约。

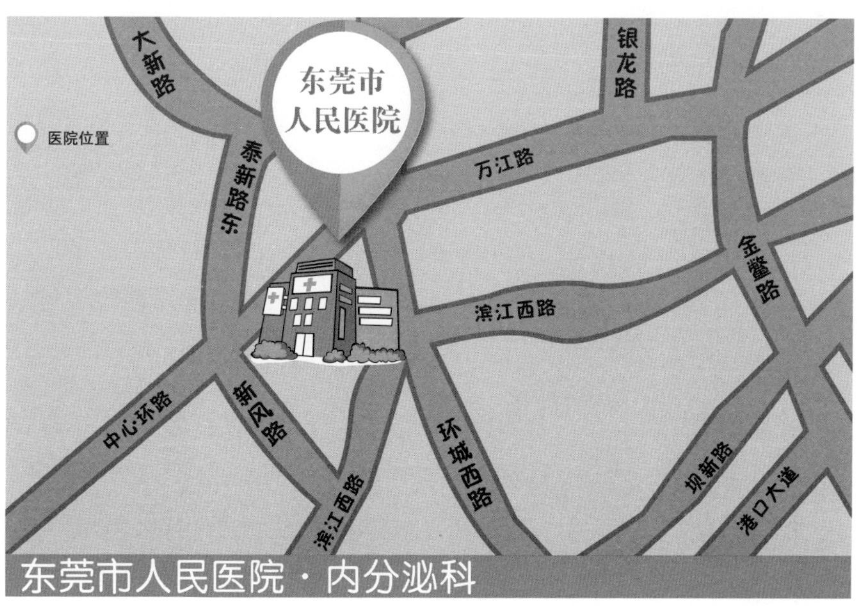

东莞市人民医院 · 内分泌科

地址：广东省东莞市万江区新谷涌万道路南 3 号。

电话：0769-28637333。

推荐专家：张秀薇，内分泌科主任，主任医师，南方医科大学临床兼职教授、广东医学院临床兼职教授，擅长糖尿病及急慢性并发症、甲状腺疾病、垂体疾病、肾上腺疾病、骨质疏松症、性腺疾病、高脂血症、痛风和高尿酸血症等内分泌、代谢性疾病的诊断和治疗。

出诊时间：周二上午。

▶ 预约挂号方式

1. 网站预约：东莞市人民医院官网、挂号网。

2. 电话预约：0769-28636300（上班时间）、12580、114 等。

3. 微信预约："东莞市人民医院"微信公众号、"就医 160"微信公众号。

4. 现场预约：人工服务、自助终端机。

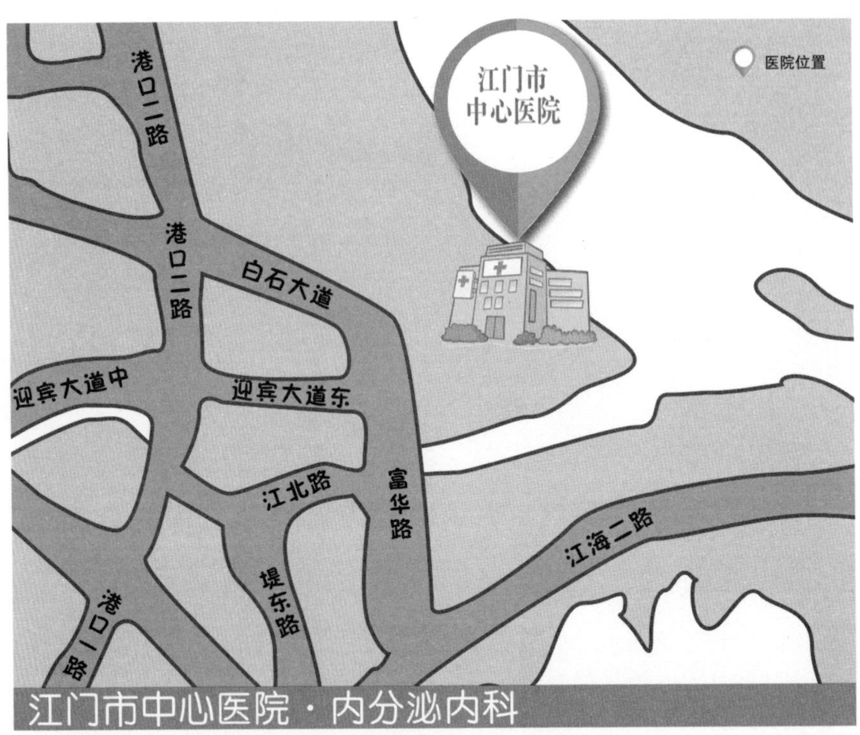

江门市中心医院·内分泌内科

地址：广东省江门市北街海旁街 23 号。

电话：0750-3373123。

推荐专家：林健才，内分泌科主任，主任医师，中山大学硕士研究生导师，擅长糖尿病及其并发症、甲状腺疾病、垂体疾病、肾上腺疾病、骨质疏松症等的诊治。

出诊时间：周一上午，周二、周四下午，周三全天。

预约挂号方式

1. 网站预约：江门市中心医院官网、江门市预约诊疗平台、就医 160 挂号网。

2. 微信预约："江门市中心医院"微信公众号、"就医 160"微信公众号。

3. 现场预约：人工服务、自助终端机。

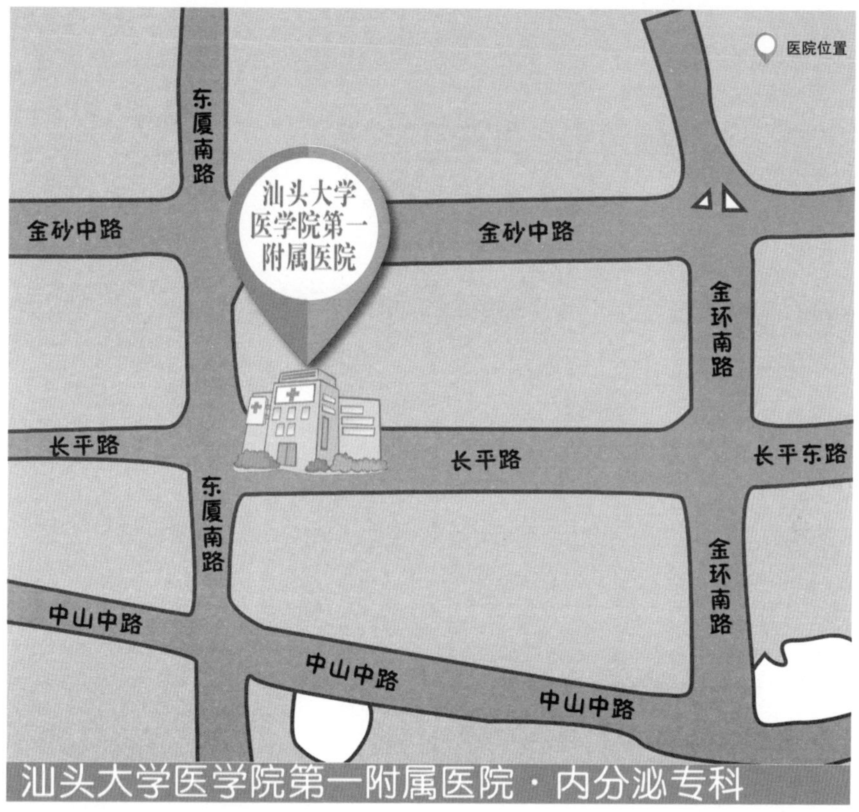

汕头大学医学院第一附属医院 · 内分泌专科

地址：汕头市长平路 57 号。

电话：0754-88905000。

推荐专家：林少达，博士研究生导师，主任医师，内分泌科主任，擅长糖尿病及垂体、肾上腺、甲状腺、性腺疾病等的诊治。

出诊时间：周二、周四上午（专家门诊）。

预约挂号方式

1. 网站预约：汕头市统一预约挂号平台。
2. 电话预约：12580、114 等。
3. 微信预约："汕头大学医学院第一附属医院"微信公众号。
4. 现场预约：人工服务、自助终端机。

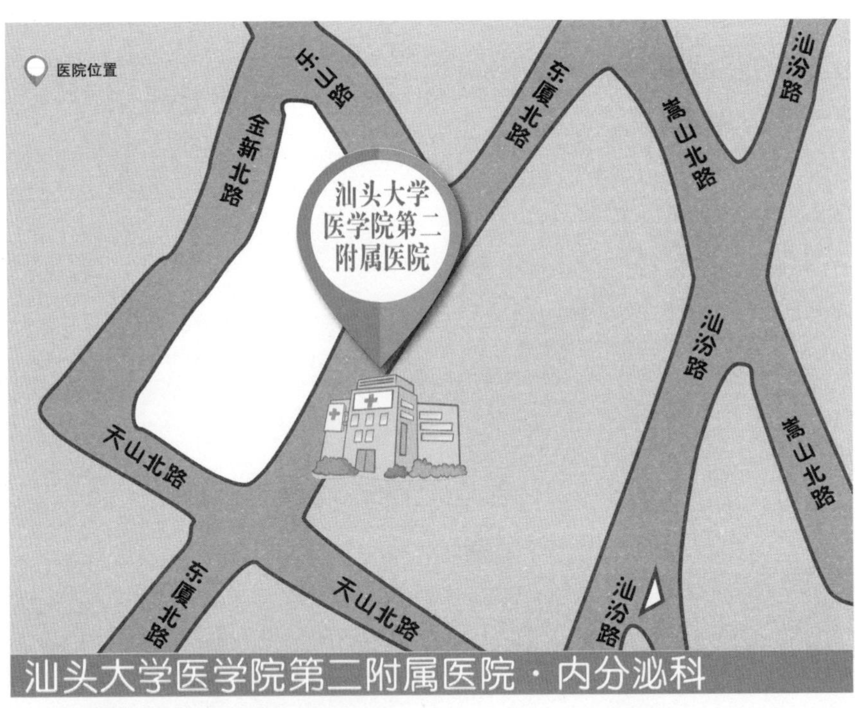

汕头大学医学院第二附属医院·内分泌科

地址：汕头市龙湖区东厦北路69号。

电话：0754-88915666。

推荐专家：陈立曙，主任医师，博士研究生导师，擅长内分泌代谢专业（特别是糖尿病及其多种急慢性并发症）、甲状腺疾病（尤其是甲状腺功能亢进症、桥本氏甲状腺炎、内分泌性突眼）等的诊治。

出诊时间：周二、周四下午（专家门诊）。

预约挂号方式

1. 网站预约：汕头市统一预约挂号平台。
2. 电话预约：0754-88915966（医院预约专线）、12580等。
3. 现场预约：人工服务、自助终端机。
4. 手机客户端：电信翼建康手机客户端预约。

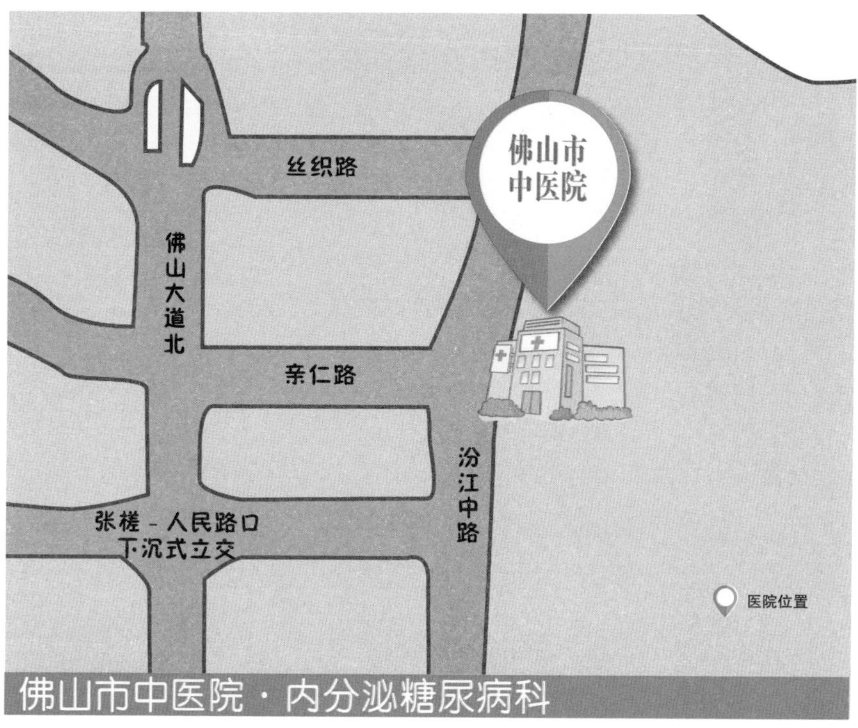
佛山市
中医院
丝织路
佛山大道北
亲仁路
汾江中路
张槎－人民路口
下沉式立交
医院位置

佛山市中医院·内分泌糖尿病科

地址：广东省佛山市禅城区亲仁路九号二座。

电话：0757-83062666。

推荐专家：郎江明，内科主任，免疫内分泌实验室主任，硕士研究生导师，博士后协作导师，擅长应用中西医结合方法治疗糖尿病、甲状腺疾病、肾上腺疾病、垂体病变、肥胖等内分泌代谢疾病和免疫系统疾病以及内科疑难杂症。

出诊时间：周二上午。

预约挂号方式

1. 网站预约：佛山智能健康网。
2. 电话预约：使用中国移动手机拨打1258006。
3. 微信预约："佛山市中医院"微信公众号。
4. 现场预约：人工服务、自助终端机。

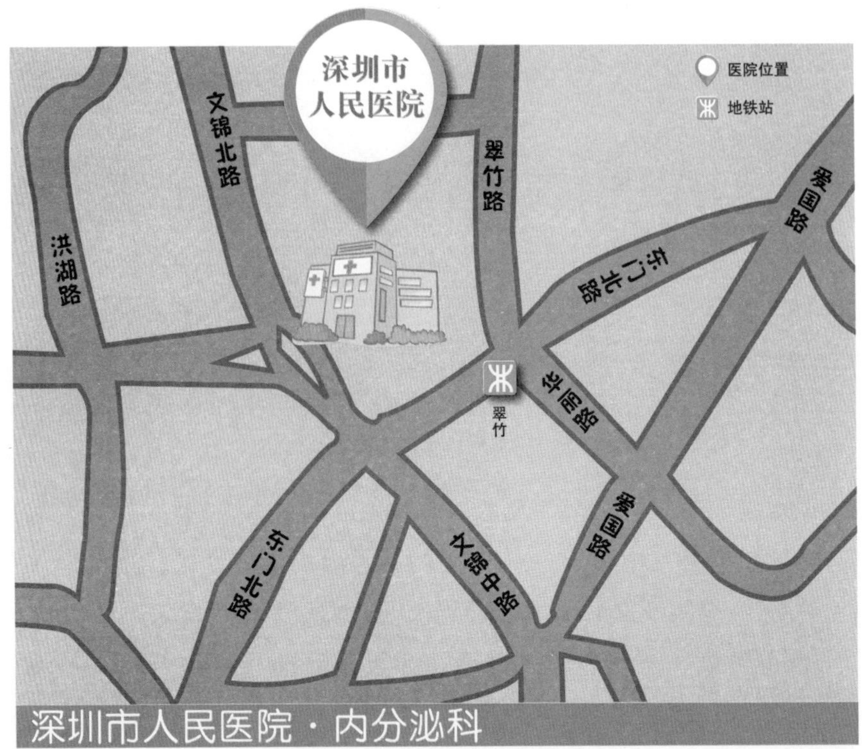

深圳市人民医院·内分泌科

地址：广东省深圳市东门北路1017号。

电话：0755-25533018。

推荐专家：王玉粦，主任医师，内分泌科主任，擅长内分泌代谢病的诊治，如糖代谢病、脂代谢病、甲状腺病等。

出诊时间：周一全天。

预约挂号方式

1. 网站预约：深圳市人民医院官网。
2. 电话预约：1258006。
3. 微信预约："深圳市人民医院"微信公众号。
4. 现场预约：服务台、自助预约终端机。

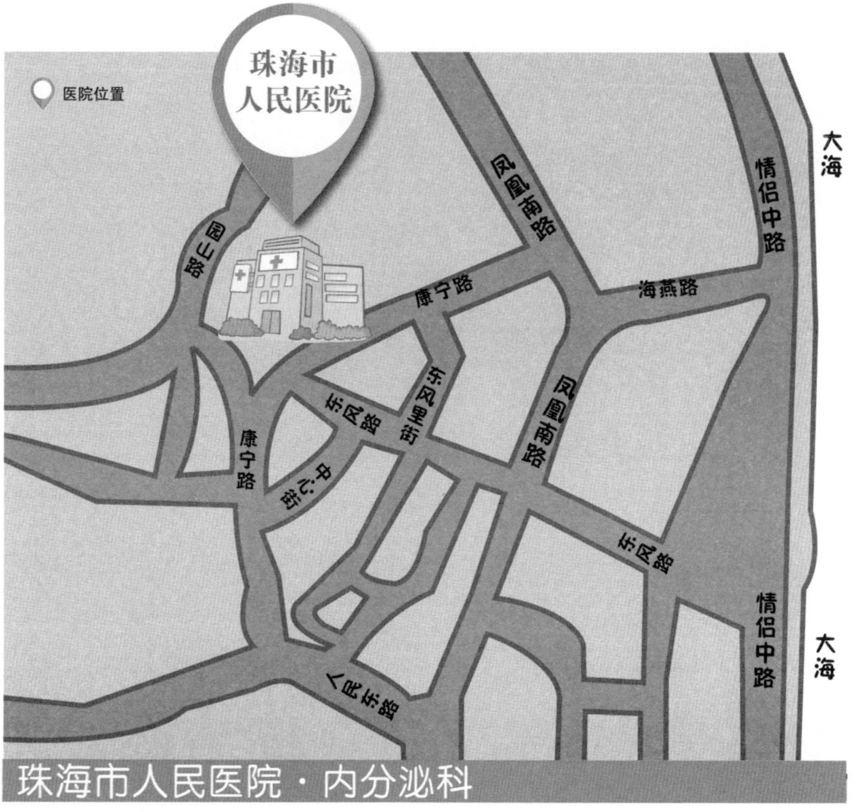

珠海市人民医院·内分泌科

地址：广东省珠海市康宁路 79 号。

电话：0756-2222569。

推荐专家：袁琳，主任医师，内分泌代谢科主任，对糖尿病及其急慢性并发症以及甲状腺疾病的诊治有丰富的临床经验，擅长诊治肾上腺疾病，垂体疾病及肥胖、痛风等内分泌和代谢疾病。

出诊时间：周一、三、日上午，周五下午。

预约挂号方式

1. 网站预约：珠海市医院预约挂号平台。
2. 电话预约：0756-2157788、12580。
3. 微信预约："珠海市人民医院"微信公众号。
4. 现场预约：服务台、自助预约终端机。

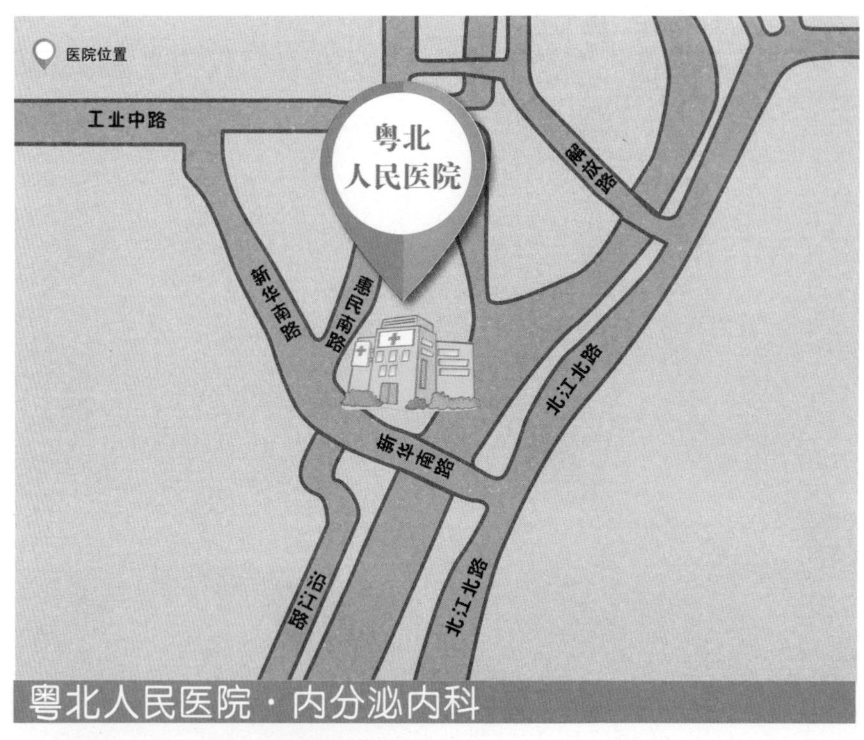

粤北人民医院·内分泌内科

地址：广东省韶关市惠民南路133号。

电话：0751-8101346。

推荐专家：吴建能，内分泌内科主任，主任医师，擅长糖尿病及甲亢的诊治，熟练抢救糖尿病、甲亢等危重患者。

出诊时间：周一上午、周四全天。

预约挂号方式

1. 网站预约：粤北人民医院官方网站、医护网。
2. 电话预约：0751-8101346、0751-691335、12580、114。
3. 微信预约："粤北人民医院"微信公众号。
4. 现场预约：现场预约服务台、自助服务机。

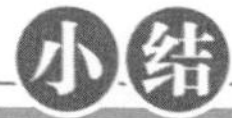

小结

1. 糖尿病人，尤其是首诊的糖尿病患者，最好选择去正规大医院内分泌科或糖尿病专科就诊。

2. 复诊的目的如果只是取药，就可以在家正常服药和进餐之后再去医院。

3. 糖尿病专科通常还设立了营养咨询门诊，可为患者提供全方位的咨询服务，定期开展糖尿病宣教活动，让糖尿病患者掌握糖尿病防治知识，学会自我管理。

4. 掌握求医就诊的基本策略，让看病更有效率。

5. 学会与医生高效沟通，门诊事半功倍。

6. “假大夫免费测血糖”“鼓吹中药治愈糖尿病”“用高科技名词包装自己”等，这些糖尿病治疗骗局，须小心辨别，别上当。

7. 就医须去正规医院。

权威：主编均为国内权威三甲医院教授、主任医师、博士生导师。他们中，有中华（广东）医学会专业分会主任委员，有国家重点学科学术带头人，有中央保健专家……从业均超过25年，在各自领域上专研深耕，经验丰富，是临床一线的知名教授。

通俗：文章除追求科学性、专业性外，还配以大量简洁的插图，通过深入浅出和生动有趣的语言，解读深奥的医学知识和正确的健康理念，让读者看得明明白白。

实用：一病一册，内容涵盖人们普遍关注的诸多慢性病病种。内容有的放矢，除介绍疾病的成因、常用的检查手段之外，还详细地告诉患者（家属）相关治疗和高效就医途径，以及日常生活中的各种注意事项等。

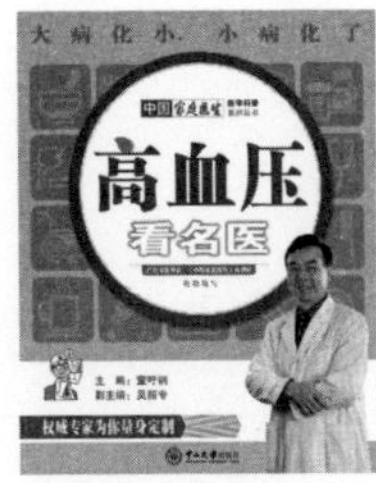

《高血压看名医》

主编简介：

董吁钢，中山大学附属第一医院心血管医学部主任，教授，博士研究生导师，广东省医学会心血管病分会高血压学组组长。

内容简介：

我国的血压控制率只有6.1%，高血压病人中约75%的人吃了降压药，血压还是没有达标。吃药为啥不管用？血压高点有啥可怕？为何要严格控制血压？顽固的高血压如何轻松降下来？防治高血压的并发症有何妙招？……以上种种疑问，在这本书里，都能找到你看得懂的答案。

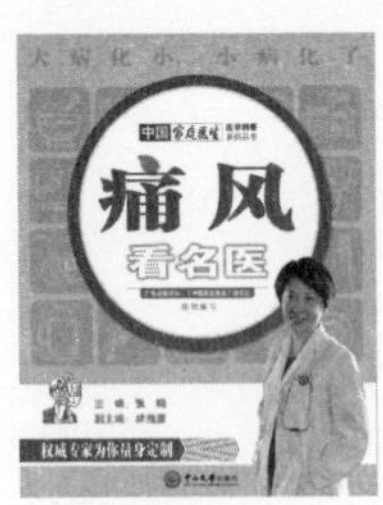

《痛风看名医》

主编简介：

张晓，广东省人民医院风湿科行政主任，中国医师协会风湿免疫科医师分会副会长，广东省医师协会风湿免疫分会主任委员，广东省医学会风湿免疫分会副主任委员。

内容简介：

得了痛风，便再也摆脱不了随时发作的剧痛？再也离不开药罐子的生活？再也无缘天下美味，只能索然无味地过日子？……专家将带给你关于痛风这个古老疾病的全新认识：尿酸是可以降的，痛是不需要忍的，而美食同样是不可辜负的。本书以图文并茂的方式，给痛风及高尿酸血症患者一份医疗、饮食、运动、行为的全方位生活管理指导。

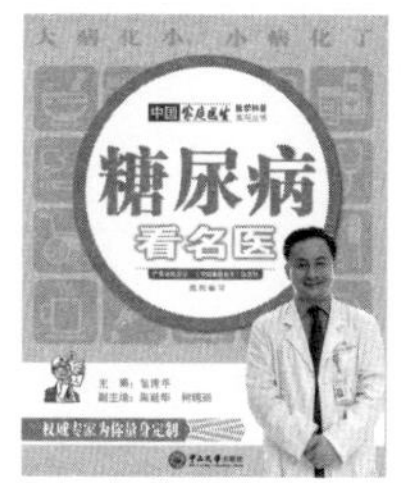

《糖尿病看名医》

主编简介：

翁建平，中山大学附属第三医院教授，博士研究生导师，内分泌科首席专家，中华医学会糖尿病学分会第七届委员会主任委员。

内容简介：

怎样知道自己是否属于糖尿病高危险人群？患了糖尿病如何通过饮食方式的调整、行为方式的改变以及药物治疗来稳定血糖？如何有效地与医生沟通？……本书以通俗易懂的语言、图文并茂的方式，全面介绍糖尿病的病因、相关检查、治疗手段及高效就医途径，给糖尿病患者一份医疗、饮食、运动、行为的全方位生活管理指导。

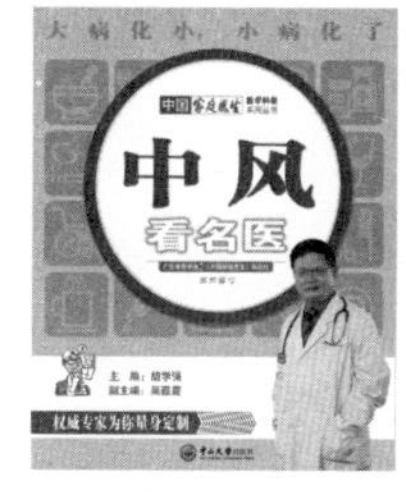

《中风看名医》

主编简介：

胡学强，中山大学附属第三医院神经病学科前主任，教授，博士研究生导师，广东省中西医结合学会脑心同治专业委员会主任委员。

内容简介：

中风又称脑卒中。中风先兆如何识别？中风或疑似中风，要做哪些相关检查和治疗？中风救治一刻千金，其诊治的标准流程是怎样的？如何调整生活方式，防患于未然？……本书以通俗易懂的语言，全面介绍了中风的病因、相关检查、治疗手段及高效就医途径，不失为中风患者的一份权威指南。

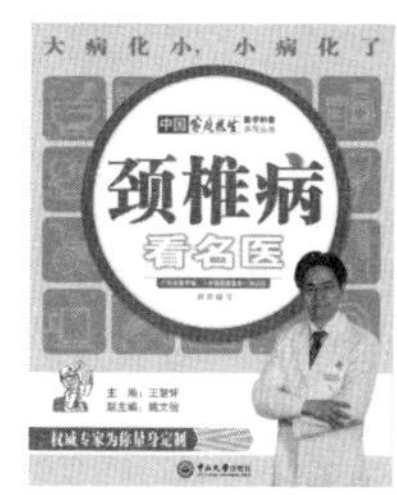

《颈椎病看名医》

主编简介：

王楚怀，中山大学附属第一医院康复科教授，博士研究生导师，中国康复医学会颈椎病专业委员会副主任委员。

内容简介：

颈椎病是日常生活中的常见病、多发病。其类型多样，表现百变。颈椎长骨刺＝颈椎病？得了颈椎病，最终都会瘫？反复落枕是何因？颈椎病为何易复发？颈椎病，如何选枕头？“米”字操，真的有用吗？……本书以通俗易懂的语言、图文并茂的形式，深入浅出地介绍了颈椎病的来龙去脉，让读者在轻松阅读之余，学会颈椎病的防治之法。

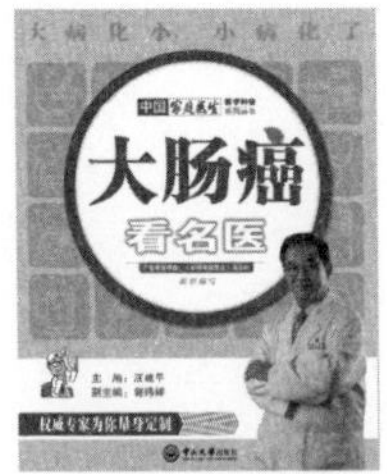

《大肠癌看名医》

主编简介：

汪建平，中山大学附属第六医院结直肠外科主任，中华医学会理事，广东省医学会副会长，广东省医师协会副会长。

内容简介：

大肠是健康的"晴雨表"，很容易随身体状况的变化而发生问题。而人们最易忽视细微的身体变化，如最常见的便秘和腹泻，这其中可能隐藏着重大疾病，比如逐年高发的大肠癌。本书最重要的目的，是要带给读者一个忠告：是时候关心一下你的肠道了。关注自己的肠道，会带来无比珍贵的健康。

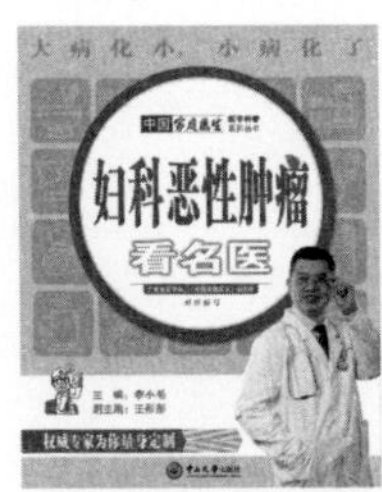

《妇科恶性肿瘤看名医》

主编简介：

李小毛，中山大学附属第三医院妇产科主任兼妇科主任，教授，博士研究生导师，妇产科学术带头人。

内容简介：

为什么会患上妇科恶性肿瘤？早期如何发现？做哪些检查能尽快、准确知晓病情？选哪种治疗方案？出院后，身体的不适如何改善？……本书以通俗的语言、图文结合的方式，介绍宫颈癌、子宫内膜癌、卵巢癌的病因、相关检查、治疗、高效就医途径等，是患者（家属）贴心、权威的诊疗指南。

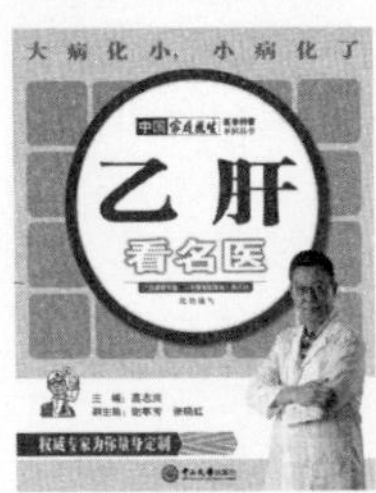

《乙肝看名医》

主编简介：

高志良，中山大学附属第三医院肝病医院副院长，感染性疾病科主任，教授，博士研究生导师，广东省医学会感染病学分会主任委员。

内容简介：

本书由著名肝病专家高志良教授主编，聚焦乙肝话题，进行深度剖析：和乙肝病毒感染者进餐会传染乙肝吗？肝功能正常需不需要治疗？乙肝患者终生不能停药吗？乙肝妈妈如何生下健康宝宝？患者与医生之间如何高效沟通？……想知道答案吗？请看本书！

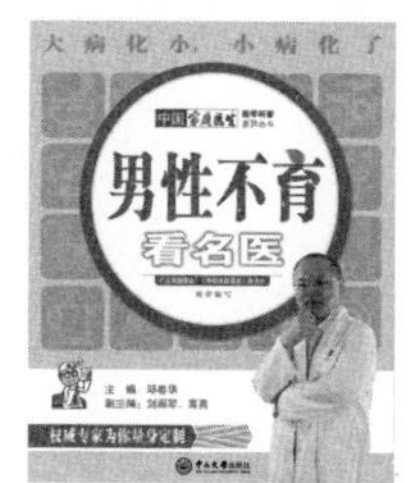

《男性不育看名医》

主编简介：

邓春华，中山大学附属第一医院泌尿外科教授，博士研究生导师，中华医学会男科学分会候任主任委员。

内容简介：

“二胎”政策全面放开，孕育话题再次被引爆。然而，大量不育男性却深陷痛苦之中。不育男性如何通过生活方式的调整走出困境？医生如何借助“药丸子”“捉精子”“动刀子”等手段，让患者“绝处逢生”？患者与男科医生之间如何高效沟通？……本书语言通俗易懂，不失为男性不育患者走出困境的一份权威指南。

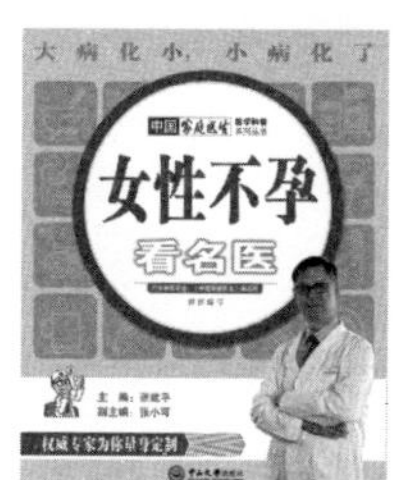

《女性不孕看名医》

主编简介：

张建平，中山大学孙逸仙纪念医院妇产科教授，博士研究生导师，学术带头人，中华妇产科学会妊娠期高血压疾病学组副组长。

内容简介：

不孕不育，是一种特殊的健康缺陷。不孕女性需要做哪些相关检查和治疗？如何通过生活方式的调整走出困境？女性不孕的诊治有怎样的流程？试管婴儿能解决所有的问题吗？……本书以通俗易懂的语言，全面介绍了女性不孕的病因、相关检查、治疗手段及高效就医途径，不失为女性不孕患者走出困境的一份权威指南。

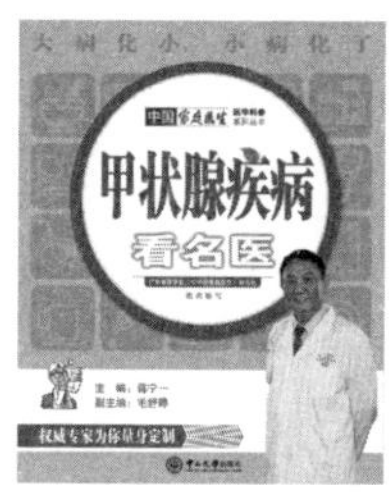

《甲状腺疾病看名医》

主编简介：

蒋宁一，中山大学孙逸仙纪念医院核医学科主任医师，教授，博士研究生导师，中华医学会核医学分会治疗学组组长。

内容简介：

当今生活压力大，节奏紧张，甲状腺疾病的发病率有上升趋势。甲状腺最常生哪些病？生病的甲状腺该如何治？……本书以通俗易懂的语言、生动活泼的图片聚焦甲状腺疾病，向广大读者介绍甲状腺的生理功能及其常见病的防治知识。患者最关心、最常见、最具代表性的疑问都能从本书得到解答。

终于等到你，
小编已恭候多时！

扫二维码

书里装不下的话题，
我们在这里告诉你。